Lymphoma Seminar

リンパ腫セミナー

基本から学べる
WHO分類改訂第4版(2017年)

編集 日本リンパ網内系学会

南江堂

■ 編　集
日本リンパ網内系学会

■ 編集責任者 (五十音順)
鈴宮	淳司	すずみや じゅんじ	島根大学医学部附属病院先端がん治療センター/腫瘍・血液内科教授
田丸	淳一	たまる じゅんいち	埼玉医科大学総合医療センター病理部（病理診断科）教授
山川	光徳	やまかわ みつのり	山形大学医学部病理診断学講座教授

■ 執筆者 (執筆順)
中村	栄男	なかむら しげお	名古屋大学大学院医学系研究科臓器病態診断学教授
田丸	淳一	たまる じゅんいち	埼玉医科大学総合医療センター病理部（病理診断科）教授
中峯	寛和	なかみね ひろかず	日本バプテスト病院中央検査部主任部長
青木	定夫	あおき さだお	新潟薬科大学薬学部病態生理学研究室教授
岡本	昌隆	おかもと まさたか	藤田医科大学医学部血液内科学教授
錦織	桃子	にしこり ももこ	京都大学大学院医学研究科血液・腫瘍内科学講師
佐藤	康晴	さとう やすはる	岡山大学大学院保健学研究科病態情報科学教授
丸山	大	まるやま だい	国立がん研究センター中央病院血液腫瘍科病棟医長
稲垣	宏	いながき ひろし	名古屋市立大学大学院医学研究科臨床病態病理学教授
吉野	正	よしの ただし	岡山大学大学院医歯薬学総合研究科病理学（第二病理/腫瘍病理）教授
橋本	優子	はしもと ゆうこ	福島県立医科大学医学部病理病態診断学講座教授
中村	直哉	なかむら なおや	東海大学医学部病理診断学教授
加留部謙之輔		かるべ けんのすけ	琉球大学大学院医学研究科細胞病理学講座教授
大島	孝一	おおしま こういち	久留米大学医学部病理学講座主任教授
浅野	直子	あさの なおこ	長野県立信州医療センター遺伝子検査科部長
永井	宏和	ながい ひろかず	国立病院機構名古屋医療センター臨床研究センター血液・腫瘍研究部部長
伊豆津	宏二	いづつ こうじ	国立がん研究センター中央病院血液腫瘍科長
鈴宮	淳司	すずみや じゅんじ	島根大学医学部附属病院先端がん治療センター/腫瘍・血液内科教授
後藤	尚絵	ごとう なおえ	岐阜市民病院血液内科副部長
山口	素子	やまぐち もとこ	三重大学医学部附属病院血液内科講師
新津	望	にいつ のぞみ	前 国際医療福祉大学三田病院血液内科教授

序

　リンパ腫を含む造血器腫瘍のWHO分類第3版（2001年5月）は，それまでの形態学的分類から免疫学・分子生物学を基盤とした分類に大幅に衣替えしました．その後，2008年9月にWHO分類第4版が，さらに2017年9月にWHO分類改訂第4版が出版されました．後者の改訂版は，前版の基本的な枠組みを踏襲したものですが，いくつかの改訂（暫定項目，臨床的亜群，遺伝子・分子異常情報，臨床的意義など）がなされました．

　日本リンパ網内系学会の教育委員会では，「若手医師のためのリンパ腫セミナー」（これまでに計9回），「リンパ腫スキルアップセミナー」（同3回），「リンパ腫基本セミナー」（同2回）や「リンパ腫エキスパート養成セミナー」と題した年2回のリンパ腫セミナーを開催しています．セミナーごとにホジキンリンパ腫，びまん性大細胞型B細胞リンパ腫，低悪性度B細胞リンパ腫，末梢性T細胞リンパ腫，リンパ腫診療のレベルアップ，免疫チェックポイント阻害薬の基礎と臨床などとテーマを絞り，エキスパートによるリンパ腫の病理診断と治療を中心にセミナーを実施しています．セミナーでは，「丁寧に，解りやすく」をモットーにしており，リンパ腫の診断と治療に興味をもつ病理医やリンパ腫（血液）内科医に好評を頂いています．日本リンパ網内系学会教育委員会では，これらのセミナーの内容を，『若手医師のためのリンパ腫セミナー ―エキスパートによる講義録』（日本リンパ網内系学会，2012年6月，南江堂）と『レベルアップのためのリンパ腫セミナー』（日本リンパ網内系学会教育委員会，2014年6月，南江堂）として発刊し，セミナーに参加されなかった方々にも広く活用して頂いています．

　さらに本書『リンパ腫セミナー ―基本から学べるWHO分類改訂第4版（2017年）』は，これまでのセミナー内容を，このたびのWHO分類改訂第4版（2017年）に照合させ，改訂された領域を中心に体系化したものです．日本リンパ網内系学会の教育委員会が総力を挙げた内容であり，WHO分類改訂第4版に沿った最初の出版本でもあります．本書では，セミナー同様，「丁寧に，解りやすく，平易な文体で」を念頭に記載することに努め，「セミナーの要点」，「ワンポイントレクチャー」，「レベルアップのために」といった理解を促すための項目を設け，さらにレクチャーの最要点を「Key Slide」として示しています．

　本書がリンパ腫の診断や治療を実践する多くの医師に有効に活用され，研修医，医学生，臨床検査技師，薬剤師などを含む若い世代の皆様にも役立つことを祈念しています．最後に，本書の編集作業をお引き受け頂きました鈴宮淳司教授と田丸淳一教授に深謝するとともに，ご執筆頂いたリンパ腫のエキスパートの先生方に心より御礼を申し上げます．また，本書の読者が，日本リンパ網内系学会のセミナーに参加し，エキスパートの講演を生で聴講されることを切に念願しています．

2018年9月

日本リンパ網内系学会理事長
山川　光徳

目 次

序 章

WHO分類改訂第4版（2017年）の変更点，
WHO分類の将来展望 ……………………………… 中村栄男　2

I章　総論

セミナー1．　適切なリンパ腫の病理診断を得るために ……… 田丸淳一　14

セミナー2．　免疫組織染色の実際 ………………………… 中峯寛和　18

セミナー3．　フローサイトメトリーの具体的な見方 ………… 青木定夫　24

セミナー4．　リンパ腫染色体検査入門 ……………………… 岡本昌隆　30

セミナー5．　リンパ腫遺伝子診断入門 ……………………… 錦織桃子　37

セミナー6．　リンパ節スタンプ標本の見方 ………………… 佐藤康晴　43

セミナー7．　新病期分類と治療効果判定の実際と注意点
　　　　　　　（Lugano分類） ……………………………… 丸山　大　47

II章　各論

A．病理診断入門

セミナー8．　低悪性度B細胞リンパ腫，マントル細胞リンパ腫
　　　　　　 ……………………………………………… 稲垣　宏　52

セミナー9．　びまん性大細胞型B細胞リンパ腫 …………… 吉野　正　64

セミナー10．　バーキットリンパ腫ならびに高悪性度リンパ腫
　　　　　　 ……………………………………………… 橋本優子　71

セミナー11. 急速進行性（アグレッシブ）B細胞リンパ腫の
病理鑑別診断 ……………………………………… 中村直哉　*76*

セミナー12. T細胞リンパ腫 ……………………………… 加留部謙之輔　*81*

セミナー13. NK/T細胞リンパ腫 ………………………………… 大島孝一　*91*

セミナー14. ホジキンリンパ腫 ………………………………… 浅野直子　*98*

B. 治療方針─標準治療とその実際

セミナー15. 濾胞性リンパ腫 …………………………………… 永井宏和　*110*

セミナー16. マントル細胞リンパ腫 ………………………… 伊豆津宏二　*117*

セミナー17. びまん性大細胞型B細胞リンパ腫 ……………… 鈴宮淳司　*123*

セミナー18. T細胞リンパ腫 ………………………………… 後藤尚絵　*131*

セミナー19. NK/T細胞リンパ腫 ……………………………… 山口素子　*136*

セミナー20. ホジキンリンパ腫 ……………………………… 新津　望　*142*

索　引 …………………………………………………………………… *149*

序　章

序章
WHO 分類改訂第4版（2017年）の変更点，WHO 分類の将来展望

> **WHO 分類改訂の要点**
> - 悪性リンパ腫の WHO 分類第4版（2008年）は，2017年に改訂第4版として公刊された．あくまで更新版（updated version）であり，新訂第5版ではない点に留意する．
> - 疾患単位（definite entity）は2008年分類を踏襲する．基本的な枠組みに変更はない．一方，新たな暫定項目［subtype (provisional entity)］の掲載と留意すべき臨床的亜群（variant）の記載に注力された．
> - 精密医学（precision medicine）を目指すとの立場より，疾患単位，暫定項目について大幅に遺伝子・分子異常情報，それらの臨床的意義が組み入れられた．また，疾患の名称の適否・定義などが再検証された．
> - 過去8年間に公刊されたデータに基づき，診断，予後，治療に関する記載が更新された．
> - 主な疾患単位の基本的な理解に変更はない．ただし知見の深化に伴い診断名に遺伝子変異が組み入れられるなど，より詳細なものへ刷新が図られた．

　診断にかかわる情報として，患者の年齢・性別，病変の解剖学的部位・分布，肉眼型，割面の性状・質度，組織構築，細胞性状，特定分子の発現の有無・細胞内分布，さらに治療に対する反応性などが列記されます．いうまでもなく悪性リンパ腫を含む悪性腫瘍は遺伝子病（genetic disease）とみなされ，分子診断の重要性が強調されます．一方，生物現象としての疾病は，特定の分子異常のみにより規定されるものではありません．細胞の分化・成熟段階など，膨大な遺伝情報間の相互作用のうえに成立するものであり，また近年の医原性疾患の増加など，生体を取り巻く社会経済的環境要因にも大きく依拠するものといえます．診断に黄金律（golden standard）はありません．診断にかかわるあらゆる情報を統合的に考察することこそが，診断学の基本なのです．

　悪性リンパ腫 WHO 分類は2001年5月の第3版，2008年9月の第4版に続き，2016年5月に「2016 revision」として更新の要約が示され[1]，その後2017年9月に改訂第4版として公刊されました（表1）[2]．基本的な枠組みは，2008年に公刊された第4版を踏襲したものとなっています．本章では全体の概説に意を用います．詳細については，本書の各セミナーを参照してください．

表1 WHO分類改訂第4版（2017年9月公刊）

前駆リンパ系腫瘍（Precursor lymphoid neoplasms）

Bリンパ芽球性白血病/リンパ腫・非特定型（B-lymphoblastic leukaemia/lymphoma, NOS）

複数例で見られる遺伝子異常を伴うBリンパ芽球性白血病/リンパ腫（B-lymphoblastic leukaemia/lymphoma with recurrent genetic abnormalities）

Tリンパ芽球性白血病/リンパ腫（T-lymphoblastic leukaemia/lymphoma）

NKリンパ芽球性白血病/リンパ腫（NK-lymphoblastic leukaemia/lymphoma）

成熟B細胞腫瘍（Mature B-cell neoplasms）

慢性リンパ球性白血病/小リンパ球性リンパ腫［Chronic lymphocytic leukaemia (CLL) /small lymphocytic lymphoma］

単クローン性B細胞リンパ球増加症（Monoclonal B-cell lymphocytosis）

B細胞前リンパ球性白血病（B-cell prolymphocytic leukaemia）

脾辺縁帯リンパ腫（Splenic marginal zone lymphoma）

有毛細胞白血病（Hairy cell leukaemia）

脾B細胞リンパ腫/白血病・分類不能型（Splenic B-cell lymphoma/leukaemia, unclassifiable）*

　脾びまん性赤脾髄小型B細胞リンパ腫（Splenic diffuse red pulp small B-cell lymphoma）*

　有毛細胞白血病バリアント（Hairy cell leukaemia variant）*

リンパ形質細胞性リンパ腫（Lymphoplasmacytic lymphoma）

　ワルデンシュトレームマクログロブリン血症（Waldenström macroglobulinemia）

IgM型意義不明の単クローン性ガンマグロブリン血症（IgM monoclonal gammopathy of undetermined significance）

重鎖病（Heavy chain diseases）

　μ重鎖病（Mu heavy chain disease）

　γ重鎖病（Gamma heavy chain disease）

　α重鎖病（Alpha heavy chain disease）

形質細胞腫瘍（Plasma cell neoplasms）

　非IgM型意義不明の単クローン性ガンマグロブリン血症（Non-IgM monoclonal gammopathy of undetermined significance）

　形質細胞骨髄腫（Plasma cell myeloma）

　形質細胞骨髄腫バリアント（Plasma cell myeloma variants）

　　くすぶり型（無症候性）形質細胞骨髄腫［Smouldering (asymptomatic) plasma cell myeloma］

　　非分泌性骨髄腫（Non-secretory myeloma）

　　形質細胞白血病（Plasma cell leukaemia）

　形質細胞腫（Plasmacytoma）

　骨孤在性形質細胞腫（Solitary plasmacytoma of bone）

　骨外性形質細胞腫（Extraosseous plasmacytoma）

　単クローン性免疫グロブリン沈着病（Monoclonal immunoglobulin deposition diseases）

　　原発性アミロイドーシス（Primary amyloidosis）

　　軽鎖および重鎖沈着病（Light chain and heavy chain deposition diseases）

　腫瘍随伴症候群を伴う形質細胞腫瘍（Plasma cell neoplasms with associated paraneoplastic syndrome）

　　POEMS症候群（POEMS syndrome）

　　TEMPI症候群（TEMPI syndrome）

粘膜関連リンパ組織節外性辺縁帯リンパ腫（MALTリンパ腫）［Extranodal marginal zone lymphoma of mucosa-associated lymphoid tissue (MALT lymphoma)］

節性辺縁帯リンパ腫（Nodal marginal zone lymphoma）

　小児節性辺縁帯リンパ腫（Paediatric nodal marginal zone lymphoma）*

（次頁へつづく）

(表1のつづき①)

濾胞性リンパ腫 (Follicular lymphoma)
    精巣濾胞性リンパ腫 (Testicular follicular lymphoma)
    胚中心限局型濾胞性腫瘍症 (In situ follicular neoplasia)
    十二指腸型濾胞性リンパ腫 (Duodenal-type follicular lymphoma)
小児型濾胞性リンパ腫 (Paediatric-type follicular lymphoma)
IRF4 再構成を伴う大細胞型 B 細胞リンパ腫 (Large B-cell lymphoma with IRF4 rearrangement)*
原発性皮膚濾胞中心リンパ腫 (Primary cutaneous follicle centre lymphoma)
マントル細胞リンパ腫 (Mantle cell lymphoma)
    白血病性非節性マントル細胞リンパ腫 (Leukaemic non-nodal mantle cell lymphoma)
    マントル帯限局型マントル細胞腫瘍症 (In situ mantle cell neoplasia)
びまん性大細胞型 B 細胞リンパ腫・非特定型 [Diffuse large B-cell lymphoma (DLBCL), NOS]
    胚中心 B 細胞型 (Germinal centre B-cell subtype)
    活性化 B 細胞型 (Activated B-cell subtype)
T 細胞/組織球豊富型大細胞型 B 細胞リンパ腫 (T-cell/histiocyte-rich large B-cell lymphoma)
原発性中枢神経系びまん性大細胞型 B 細胞リンパ腫 (Primary DLBCL of the CNS)
原発性皮膚びまん性大細胞型 B 細胞リンパ腫・下肢型 (Primary cutaneous DLBCL, leg type)
EBV 陽性びまん性大細胞型 B 細胞リンパ腫・非特定型 (EBV-positive DLBCL, NOS)
EBV 陽性粘膜皮膚潰瘍 (EBV-positive mucocutaneous ulcer)*
慢性炎症関連びまん性大細胞型 B 細胞リンパ腫 (DLBCL associated with chronic inflammation)
    フィブリン関連びまん性大細胞型 B 細胞リンパ腫 (Fibrin-associated diffuse large B-cell lymphoma)
リンパ腫様肉芽腫症 (Lymphomatoid granulomatosis)
原発性縦隔 (胸腺) 大細胞型 B 細胞リンパ腫 [Primary mediastinal (thymic) large B-cell lymphoma]
血管内大細胞型 B 細胞リンパ腫 (Intravascular large B-cell lymphoma)
ALK 陽性大細胞型 B 細胞リンパ腫 (ALK-positive large B-cell lymphoma)
形質芽球性リンパ腫 (Plasmablastic lymphoma)
原発性体腔液リンパ腫 (Primary effusion lymphoma)
HHV8 関連リンパ増殖異常症 (HHV8-associated lymphoproliferative disorders)
    多中心性キャッスルマン病 (Multicentric Castleman disease)
    HHV8 陽性びまん性大細胞型 B 細胞リンパ腫・非特定型 (HHV8-positive DLBCL, NOS)
    HHV8 陽性胚中心向性リンパ増殖異常症 (HHV8-positive germinotropic lymphoproliferative disorder)
バーキットリンパ腫 (Burkitt lymphoma)
11q 異常を伴うバーキット様リンパ腫 (Burkitt-like lymphoma with 11q aberration)*
高悪性度 B 細胞リンパ腫 (High-grade B-cell lymphoma)
    MYC および BCL2 と BCL6 の両方か一方の再構成を伴う高悪性度 B 細胞リンパ腫 (High-grade B-cell lymphoma with MYC and BCL2 and/or BCL6 rearrangements)
    高悪性度 B 細胞リンパ腫・非特定型 (High-grade B-cell lymphoma, NOS)
びまん性大細胞型 B 細胞リンパ腫と古典的ホジキンリンパ腫の中間的特徴を伴う B 細胞リンパ腫・分類不能型 (B-cell lymphoma, unclassifiable, with features intermediate between DLBCL and classic Hodgkin lymphoma)

成熟 T および NK 細胞腫瘍 (Mature T- and NK-cell neoplasms)

T 細胞前リンパ球性白血病 (T-cell prolymphocytic leukaemia)
T 細胞大型顆粒リンパ球性白血病 (T-cell large granular lymphocytic leukaemia)
慢性 NK 細胞リンパ増殖異常症 (Chronic lymphoproliferative disorder of NK cells)*
急速進行性 NK 細胞白血病 (Aggressive NK-cell leukaemia)
小児 EBV 陽性 T 細胞および NK 細胞リンパ増殖性疾患 (EBV-positive T-cell and NK-cell lymphoproliferative diseases of childhood)

(次頁へつづく)

(表1のつづき②)

小児全身性 EBV 陽性 T 細胞リンパ腫 (Systemic EBV-positive T-cell lymphoma of childhood)
T および NK 細胞型慢性活動性 EBV 感染・全身型 (Chronic active EBV infection of T- and NK-cell type, systemic form)
種痘様水疱症様リンパ増殖異常症 (Hydroa vacciniforme-like lymphoproliferative disorder)
重症蚊刺アレルギー (Severe mosquito bite allergy)
成人 T 細胞白血病/リンパ腫 (Adult T-cell leukaemia/lymphoma)
節外性 NK/T 細胞リンパ腫・鼻型 (Extranodal NK/T-cell lymphoma, nasal type)
腸 T 細胞リンパ腫 (Intestinal T-cell lymphoma)
 腸症関連 T 細胞リンパ腫 (Enteropathy-associated T-cell lymphoma)
 単形性上皮向性腸 T 細胞リンパ腫 (Monomorphic epitheliotropic intestinal T-cell lymphoma)
 腸 T 細胞リンパ腫・非特定型 (Intestinal T-cell lymphoma, NOS)
 胃腸管緩徐進行性 T 細胞リンパ増殖異常症 (Indolent T-cell lymphoproliferative disorder of the gastrointestinal tract)*
肝脾 T 細胞リンパ腫 (Hepatosplenic T-cell lymphoma)
皮下脂肪織炎様 T 細胞リンパ腫 (Subcutaneous panniculitis-like T-cell lymphoma)
菌状息肉症 (Mycosis fungoides)
セザリー症候群 (Sézary syndrome)
原発性皮膚 CD30 陽性 T 細胞リンパ増殖異常症 (Primary cutaneous CD30-positive T-cell lymphoproliferative disorders)
 リンパ腫様丘疹症 (Lymphomatoid papulosis)
 原発性皮膚未分化大細胞型リンパ腫 (Primary cutaneous anaplastic large cell lymphoma)
原発性皮膚末梢性 T 細胞リンパ腫・稀少病型 (Primary cutaneous peripheral T-cell lymphomas, rare subtypes)
 原発性皮膚 γδ T 細胞リンパ腫 (Primary cutaneous gamma delta T-cell lymphoma)
 原発性皮膚 CD8 陽性急速進行性表皮向性細胞傷害性 T 細胞リンパ腫 (Primary cutaneous CD8-positive aggressive epidermotropic cytotoxic T-cell lymphoma)*
 原発性皮膚末端型 CD8 陽性 T 細胞リンパ腫 (Primary cutaneous acral CD8-positive T-cell lymphoma)*
 原発性皮膚 CD4 陽性小型/中型 T 細胞リンパ増殖異常症 (Primary cutaneous CD4-positive small/medium T-cell lymphoproliferative disorder)*
末梢性 T 細胞リンパ腫・非特定型 (Peripheral T-cell lymphoma, NOS)
血管免疫芽球性 T 細胞リンパ腫および他の T 濾胞ヘルパー細胞起源節性リンパ腫 [Angioimmunoblastic T-cell lymphoma and other nodal lymphomas of T follicular helper (TFH) cell origin]
 血管免疫芽球性 T 細胞リンパ腫 (Angioimmunoblastic T-cell lymphoma)
 濾胞 T 細胞リンパ腫 (Follicular T-cell lymphoma)
 T 濾胞ヘルパー細胞形質を伴う節性末梢性 T 細胞リンパ腫 (Nodal peripheral T-cell lymphoma with TFH phenotype)
未分化大細胞型リンパ腫・ALK 陽性型 (Anaplastic large cell lymphoma, ALK-positive)
未分化大細胞型リンパ腫・ALK 陰性型 (Anaplastic large cell lymphoma, ALK-negative)
乳房インプラント関連未分化大細胞型リンパ腫 (Breast implant-associated anaplastic large cell lymphoma)*

ホジキンリンパ腫 (Hodgkin lymphomas)

結節性リンパ球優位型ホジキンリンパ腫 (Nodular lymphocyte predominant Hodgkin lymphoma)
古典的ホジキンリンパ腫 (Classic Hodgkin lymphoma)
 結節硬化型古典的ホジキンリンパ腫 (Nodular sclerosis classic Hodgkin lymphoma)
 リンパ球豊富型古典的ホジキンリンパ腫 (Lymphocyte-rich classic Hodgkin lymphoma)
 混合細胞型古典的ホジキンリンパ腫 (Mixed-cellularity classic Hodgkin lymphoma)
 リンパ球減少型古典的ホジキンリンパ腫 (Lymphocyte depleted classic Hodgkin lymphoma)

(次頁へつづく)

序章

（表1のつづき③）

免疫不全関連リンパ増殖異常症（Immunodeficiency-associated lymphoproliferative disorders）
原発性免疫異常症に伴うリンパ増殖異常症（Lymphoproliferative diseases associated with primary immune disorders）
HIV感染に伴うリンパ腫（Lymphomas associated with HIV infection）
移植後リンパ増殖異常症（PTLD）[Post-transplant lymphoproliferative disorders (PTLD)]
非破壊性PTLD（Non-destructive PTLD）
多型性PTLD（Polymorphic PTLD）
単形性PTLD（BおよびT/NK細胞型）[Monomorphic PTLD (B- and T/NK-cell types)]
単形性B細胞PTLD（Monomorphic B-cell PTLD）
単形性T/NK細胞PTLD（Monomorphic T/NK-cell PTLD）
古典的ホジキンリンパ腫PTLD（Classic Hodgkin lymphoma PTLD）
その他の医原性免疫不全関連リンパ増殖異常症（Other iatrogenic immunodeficiency-associated lymphoproliferative disorders）
組織球性および樹状細胞腫瘍（Histiocytic and dendritic cell neoplasms）
組織球性肉腫（Histiocytic sarcoma）
ランゲルハンス細胞由来腫瘍（Tumours derived from Langerhans cells）
ランゲルハンス細胞組織球症（Langerhans cell histiocytosis）
ランゲルハンス細胞肉腫（Langerhans cell sarcoma）
不確定型樹状細胞腫瘍（Indeterminate dendritic cell tumour）
指状嵌入樹状細胞肉腫（Interdigitating dendritic cell sarcoma）
濾胞樹状細胞肉腫（Follicular dendritic cell sarcoma）
炎症性偽腫瘍様濾胞/線維芽細胞性樹状細胞肉腫（Inflammatory pseudotumour-like follicular/fibroblastic dendritic cell sarcoma）
線維芽細胞性細網細胞腫瘍（Fibroblastic reticular cell tumour）
播種性若年性黄色肉芽腫（Disseminated juvenile xanthogranuloma）
エルドハイム・チェスター病（Erdheim-Chester disease）

＊：暫定項目
日本語診断名は理解の一助とし試案ながら付記することとしました．あくまで参考にとどまります．公式名称は今後の検討に委ねることとします．
[Swerdlow SH et al（eds）：WHO Classification of Tumours of Haematopoietic and Lymphoid Tissues, revised 4th ed, IARC Press, Lyon, 2017を参考に筆者作成]

a　WHO分類の基本思想

　基本的な思想は，"疾病の発見（disease discovery）"です．過去における未分化大細胞型リンパ腫，MALTリンパ腫，マントル細胞リンパ腫，近縁においてはリンパ腫様胃症，Epstein-Barrウイルス（EBV）陽性粘膜皮膚潰瘍などが例として挙げられます．これらは，まずその臨床病理学的特徴に着目して，病理医により顕微鏡下で初めて認識された点が強調されます．

　疾患単位は明確に記述・定義・命名される必要があります．それにより，病理・臨床・研究，全般に応用しえる共通言語となります．真に理想的な分類では，個々の疾患は明確に定義され，また鑑別に迷わぬようできる限り差別化されます．同時にすべての疾患の網羅が期待されます．分類には2つの面が指摘されます．1つは個々の疾患単位が包括しえる範囲を規定するプロセスであり，定義を定める作業といえます．他の1つは個々の症例がいずれの疾病単位に含められるかを決定するプロセスであり，診断を決定する作業です．病理学は，これらに答えることを求められており，同時にWHO分類が目指すものでもあります．

現行のWHO分類改訂第4版（2017年）では"Pathology & Genetics"という方向性が明確に示されており，悪性腫瘍は遺伝子病との認識を強く反映したものとなっています．分類全体を貫くものとして，疾患単位という考え方が強調されます．単に病理組織所見のみならず治療反応性を含む臨床病態，予後，分子病態を総合的に考察すべきとの立場が鮮明に打ち出されています．また，疾患単位のリストとして呈示されており，今後の改変の可能性を常に意識したものといえます．すなわち，疾患単位の理解が時代とともに進化し，また新たな疾患そのものが発見される可能性を考慮したものとなっています．Pathologyは，認識可能な情報をすべて統合的に解釈し疾病を正確に定義し，診断の再現性を高めることを学理の礎にもつものといえます．Geneticsは精密医学の根幹であり，統合的な分子生物学的解析手法を用いた病因遺伝子の特定と治療標的の探索を目的とします．現行の多層的オミックス解析，次世代シーケンシング［next-generation sequencing（NGS）］などを念頭にしたものといえます．今後，日常診療にどのように取り入れるかについて，さらに議論が進むものと思います．

WHO分類は，過去におけるリンパ腫分類を巡る多くの議論に対する反省のうえにあります．分子病態が解明された明確な疾患単位を分類の中心とするとの思想は，1994年に公刊されたREAL分類の段階でようやく実質的に可能なものとなりました．しかし，すべての腫瘍でその発生原因・腫瘍化機構が同定されたわけではなく，分類では評価可能なすべての指標の活用が期待されています．組織像，表現型，遺伝子型，臨床像，今後は多層的オミックス解析，NGSがますます利用されるでしょう．一方，これら指標の相対的重要性は疾患ごとに異なります．ゆえに，黄金律とも呼ぶべき唯一絶対的な診断基準はない点に留意が必要です．複雑多岐にわたる悪性リンパ腫全体の定義と分類を権威主義的に律することは不可能です．したがって，開かれた議論をもとにコンセンサスを形成することが重視されます．それは同時に過去にみられた複数の分類の併存による混乱を避けるために必要なステップであり，臨床医には分類が実地医療に有意か否かを常に検証する努力が求められます．これらに鑑み，WHO分類では，世界中から均等にできる限り多くの参加者を募ると同時に，臨床諮問委員会（Clinical Advisory Committee）の設置など，常に病理と臨床の対話が重視されています．

> **ワンポイントレクチャー**
>
> 悪性リンパ腫の診断は，まず腫瘍性か反応性か，前者であれば他の悪性新生物（癌腫，肉腫など）との鑑別が最も重要です．悪性リンパ腫であれば，他の転移性腫瘍などと異なり，化学療法により少なくとも一定程度以上の根治性が期待されます．

b WHO分類の基本的枠組みと今後の方向性

1）WHO分類の記載における主な特徴

悪性リンパ腫は，B細胞リンパ腫，TおよびNK細胞リンパ腫およびホジキンリンパ腫に三分され，さらに免疫不全関連リンパ増殖異常症，組織球性および樹状細胞腫瘍が大項目として設けられています．B細胞リンパ腫，またTおよびNK細胞リンパ腫は，さらにそれぞれ前駆型（precursor）と成熟型（mature）に分けられます．比較的まれであっても疾患単位とみなされるものは，網羅的にリストアップするとの考え方が貫かれています．

WHO 分類の記載における主な特徴を以下に列記します．

① 各疾患の記載にあたり，疾患単位（definite entity），暫定項目（provisional entity, 今後疾患単位とみなされる可能性が高い），亜群（variant, 疾患単位の中で臨床病理学的に認識すべき特殊性を有する）を明確に区別します．
② 個々の疾患の記載に際して，できる限り簡潔な記載を用います．とくに単行本としての分量が過大になることを避けるためです．
③ 記載に関しては，誰にとっても平易な，できる限り誤解を生まない（誤解を避ける）表現を用いることが求められます．
④ 現段階で，意義不明なものの記載を回避しています．
⑤ 古い（改訂第 4 版では西暦 2008 年以前の）論文引用はできるだけ避けることが求められます．

2）WHO 分類第 4 版（2008 年）の特徴・変更点

WHO 分類第 4 版（2008 年）の段階で組み入れられた特徴として以下のことが挙げられます．

① 初期病変の認識が初めて分類に組み入れられました．慢性リンパ球性白血病における単クローン性 B 細胞リンパ球増加症（monoclonal B-cell lymphocytosis：MBL），濾胞性リンパ腫，マントル細胞リンパ腫における潜伏リンパ腫（*in situ* lymphoma）の記載が挙げられます．
② 発症年齢の重要性が初めて認識されました．すなわち老人性 EBV 陽性びまん性大細胞型 B 細胞リンパ腫，小児型濾胞性リンパ腫など，年齢そのものが疾患を定義する重要な指標であることが示されました．一方，閾値を何歳とするかについては議論が残ります．
③ 境界領域病変，すなわちびまん性大細胞型 B 細胞リンパ腫とバーキットリンパ腫の中間型リンパ腫，びまん性大細胞型 B 細胞リンパ腫と古典的ホジキンリンパ腫の中間型リンパ腫が設けられました．これらはいずれとするか迷う場合に用いられるものではなく，両者とは異なる特性を有する点に注意が必要です．

3）WHO 分類改訂第 4 版（2017 年）の特徴・変更点

WHO 分類改訂第 4 版（2017 年）の特徴・変更点として以下のことが挙げられます．

① 新たな疾患単位の提唱自体はなされていません．既知の暫定項目から疾患単位への昇格と新たな暫定項目の設置がなされました．
② 遺伝子変異が公式に診断名に組み入れられました．たとえば WHO 分類第 4 版（2008 年）におけるびまん性大細胞型 B 細胞リンパ腫とバーキットリンパ腫の中間型リンパ腫は本態的にダブル・トリプルヒット［double/triple hit（*MYC* and *BCL2* and/or *BCL6*）］を有する高悪性度 B 細胞リンパ腫に置き換えられました．
③ 染色体変異，遺伝子異常，あるいはクローン性増殖の限界が記載されています．すなわち，それらの異常が認められたとしても，必ずしも治療対象としてのリンパ腫であることを意味しないことが明記されました．また，名称にリンパ腫が残ることによる過剰治療のリスクを避けるための修正がなされました．
④ 疾患単位における有意な臨床的亜群についての記載が追加修正されました．たとえば十二指腸型濾胞性リンパ腫は節外性限局型の緩徐な臨床的特徴に着目したものであり，白血病性非節性マントル細胞リンパ腫も同様に緩徐な臨床経過を示します．
⑤ 従来，形態学的に定義・分別された疾患群が共通の表現型・遺伝子変異を有することが明

らかにされたことにより，包括化が図られました．たとえば血管免疫芽球性T細胞リンパ腫がT濾胞ヘルパー細胞由来であることが明らかにされました．同じ表現型を有する末梢性T細胞リンパ腫とともにT濾胞ヘルパー細胞起源節性リンパ腫の包括的名称のもとで論じられます．

⑥ 新たなリンパ増殖異常症が暫定項目として掲載されました．EBV陽性粘膜皮膚潰瘍，あるいは胃腸管緩徐進行性T細胞リンパ増殖異常症などであり，これらは組織学的にリンパ腫様であるもの，臨床的には長期遷延性でしばしば自然寛解を示すなどの特徴が指摘されました．

⑦ ホジキンリンパ腫は"classical"から"classic"に修正されました．

> **レベルアップのために**
> 現在の悪性リンパ腫の診断は，まさにピンポイントです．漠然としたものではありません．組織・細胞像・腫瘍微小環境，臨床病態・解剖学的部位・治療反応性，表現型・染色体転座・遺伝子変異の3軸をもって，ある意味，三次元的（立体的）に考察する必要があります．さらに経過中の進展・転化を考えた場合，四次元的なものといえます．

a） 成熟B細胞腫瘍の特徴・変更点

WHO分類改訂第4版（2017年），とくに成熟B細胞腫瘍の特徴・変更点として以下のことが挙げられます．

① リンパ形質細胞性リンパ腫，あるいは有毛細胞白血病と他の低悪性度B細胞リンパ腫の鑑別の進歩があります．各々，*MYD88* L265と*BRAF* V600E突然変異解析によるものであり，必ずしも各疾患に特有なものではないものの，診断的意義は高いといえます．

② 初期病変の分類におけるMBLの定義が明確にされ，また濾胞性およびマントル帯限局型マントル細胞腫瘍症（*in situ* mantle cell neoplasia）への名称変更がなされました．

③ 小児型濾胞性リンパ腫の特殊性の理解が進むとともに，その延長上で*IRF4*再構成を伴う大細胞型B細胞リンパ腫が掲載されました．

④ びまん性大細胞型B細胞リンパ腫に胚中心B細胞型（germinal centre B-cell subtype）と活性化B細胞型（activated B-cell subtype）が設けられました．

⑤ いくつかのB細胞腫瘍における二次的異常としての*MYC*転座に言及されました．

⑥ また，ダブルヒット［double hit（*MYC* and *BCL2*）］を有する高悪性度B細胞リンパ腫の研究の過程で新たに認識されたダブルイクスプレッサー［double expressor（*MYC*/*BCL2*）］型高悪性度B細胞リンパ腫が記載されました．

⑦ 老人性EBV陽性びまん性大細胞型リンパ腫は非特定型（not otherwise specified：NOS）に名称が変更されました．若年者にもEBV陽性リンパ腫の発生がみられるからです．

⑧ 上記とは別個にEBV陽性粘膜皮膚潰瘍が掲載されています．高齢者における特殊な医原性疾患であり，しばしば自然寛解を示すなどの病態の特殊性に着目したものです．

⑨ 結節性リンパ球優位型ホジキンリンパ腫（B細胞性）とT細胞/組織球豊富型大細胞型B細胞リンパ腫の鑑別は依然，課題として残ります．

序章

> 👍 **ワンポイントレクチャー**
>
> 種々の検索でも組織型の評価が不分明な場合，まず暫定的にびまん性大細胞型 B 細胞リンパ腫を念頭に置くとよいでしょう．最も標準的な病期分類，治療的アプローチが保証されるからです．

b) 成熟 T および NK 細胞腫瘍の特徴・変更点

WHO 分類改訂第 4 版（2017 年），とくに成熟 T および NK 細胞腫瘍の特徴・変更点として以下のこと挙げられます．

① T 濾胞ヘルパー細胞由来とされる血管免疫芽球性 T 細胞リンパ腫，濾胞 T 細胞リンパ腫，また末梢性 T 細胞リンパ腫・非特定型の一部は T 濾胞ヘルパー細胞型の節性 T 細胞リンパ腫という包括的名称のもとに論じられました．
② 腸 T 細胞リンパ腫 I 型と II 型は公式に分離されました．II 型に替えて新たに単形性上皮向性腸 T 細胞リンパ腫が設けられました．
③ 新たに胃腸管緩徐進行性 T 細胞リンパ増殖異常症が掲載されました．
④ γδ 型 T 細胞リンパ腫における遺伝子変異に言及されました．
⑤ 新たに原発性皮膚末端型 CD8 陽性 T 細胞リンパ腫が掲載されました．
⑥ 原発性皮膚 CD4 陽性小型/中型 T 細胞リンパ腫は予後良好であり，リンパ腫に相応しくないとしてリンパ増殖異常症に変えられました．
⑦ 未分化大細胞型リンパ腫・ALK 陰性型が疾患単位として明記されました．
⑧ 新たに乳房インプラント関連未分化大細胞型リンパ腫が掲載されました．
⑨ 小児全身性 EBV 陽性 T 細胞リンパ増殖異常症は，基本的に劇症型であり慢性活動性 EBV 感染症とは明確に区別されるべきとの主張が認知され，リンパ腫に変えられました．
⑩ 一方，種痘様水疱症様リンパ腫は臨床的に慢性活動性 EBV 感染症のスペクトラムの中に入ることが明記され，リンパ増殖異常症に変えられました．

C) その他

組織球・樹状細胞腫瘍では，新たにエルドハイム・チェスター病が付け加えられました．

> 👍 **ワンポイントレクチャー**
>
> 診断に迷った際には，必ずリンパ腫病理を専門とする病理医にコンサルテーションしてください．コンサルト先に迷った際には，本書各セミナーの著者の方が参考になるでしょう．

C 留意点と今後の展望

- WHO 分類では疾患単位が最も重視されます．予後を含む臨床病態，形態，免疫型および遺伝子型による総合的な定義であり，これらの検索を可能とする体制の整備・構築が必須なものとなります．
- また，疾患単位の理解において内在する多様性に留意する必要性があります．診断名を共有しても発症年齢，あるいは解剖学的部位が違えば異なる疾患の場合があることに注意が必要

です．
- リンパ腫の基本的枠組み，すなわちB細胞，TおよびNK細胞，およびホジキンリンパ腫は今後も（少なくとも当面）維持されます．一方，ホジキンリンパ腫については，非ホジキンリンパ腫との統合的理解に向けて今後の新たな展開が予測されます．
- 生物学的製剤の普及と人口の急速な高齢化に伴い，医原性リンパ増殖異常症の増加が予測されます．
- 現在の実地臨床，とくに新たな抗体薬，分子標的薬など，不遜ながら実験医学に近い点が指摘されます．一方，それらがヒトにおける免疫系を理解する手がかりともなります．
- 上記を踏まえたうえで，今後も新たな疾患の発見が継続的になされることは間違いありません．リンパ腫分類は常に変わり，進化し続けます．

文献

1) Swerdlow SH et al：The 2016 revision of the World Health Organization classification of lymphoid neoplasms. Blood **127**：2375–2390, 2016
2) Swerdlow SH et al（eds）：WHO Classification of Tumours of Haematopoietic and Lymphoid Tissues, revised 4th ed, IARC Press, Lyon, 2017

I章　総論

I章 総論

セミナー **1**

適切なリンパ腫の病理診断を得るために

> **セミナーの要点**
>
> リンパ腫の適切な病理診断を得るために，
> - 症例を直接診る臨床医はリンパ節生検の重要性をしっかりと理解し，組織採取法，採取部位の的確な判断をしなくてはならない．
> - 病理検査室では採取された検体を適切に処理し，十分な知識を習得した病理医が診断することが大事である．

　症例からの組織生検の最大の目的は病変の原因究明にあり，このセミナーではリンパ節を中心に話を進めていきますが，リンパ節の腫脹をみても，リンパ腫や転移性腫瘍などの悪性疾患，感染症や反応性を含めた良性疾患など，その原因はさまざまです．なかでも，悪性リンパ腫の病型決定を踏まえた診断の確定には欠くことのできない検査です．その適切な診断を得るためには，病変採取の時期，方法，部位を適切に選択し，採取された検体の適切な処理が重要です[1-5]．

a 組織生検の実際

　病変組織の生検は，臨床的に明らかな原因となる背景疾患が同定できず，腫瘍性疾患など病理組織学的検索に診断が委ねられる場合に必要となります．

　頸部リンパ節の腫脹が認められたとしても，原因が明らかで，非腫瘍性の場合は適応外です．圧痛を伴う急性の経過で認められ，齲歯や歯周病，咽頭炎などによる反応性リンパ節腫脹の可能性が高い症例，アトピーをはじめとした皮膚疾患の症例でリンパ節腫脹がみられ皮膚病性リンパ節症と考えられる症例，あるいは，臨床的に伝染性単核球症と診断された症例などがその例です．ただし，このような症例においても非典型的な経過をとる場合は生検を考慮することがあります．

　一方，明らかな原因がなく，無痛性で大きさが2〜3 cm以上のリンパ節腫脹が認められた場合は，リンパ腫や癌の転移などの悪性腫瘍の鑑別のために生検の適応と考えられます．とくに，腫脹が数日という早い経過でみられ，全身症状やLDH高値などの血清学的異常が認められる場合には，早期に生検を考慮すべきでしょう．また，それほど大きくはなくても腫脹が4〜6週間以上持続したり，経過観察中に増大傾向を示したり，さらにはLDH上昇などの血清学的異常がある場合も生検適応となります．

なお，生検前にステロイド投与や化学療法が行われると，本来の病変像がマスクされてしまう可能性があることは知っていなければなりません．

> **👉 ワンポイントレクチャー**
>
> 通常，リンパ節は長径・短径ともに1cm未満のものが正常の大きさとして扱われており，1〜2cm以上の際には異常と認識されています．ただし，鼠径部リンパ節は正常でも1〜2cmほどの大きさを示す場合があり，小児では頸部に1cmほどの軟らかく平坦なリンパ節を触れることがあります．

b 組織生検の方法

病変組織の生検には直視下生検と針生検があり，症例の状況に応じて選択します．いずれも観血的手技であり，出血，感染，リンパ浮腫そして神経損傷などの合併症の存在には留意する必要があります．針生検はこれらの合併症のリスクは低いのですが，検体から得られる情報量が少ないという短所があります．リンパ腫病変はリンパ節全体に一様に認められることが多いのですが，リンパ節の一部にしか病変が認められない場合や，全体に病変を認めるも部位によってその程度に相違のある場合，まれですがcomposite lymphomaのような異なる病変が共存する場合などがあります．このような場合には，針生検ではしっかりと病変の本態が採取されない可能性が考えられます．さらに針生検での組織，細胞の挫滅も病理組織診断を難しくする大きな要因となります．したがって，的確な組織診断のためには病変リンパ節を丸ごと採取することが最善であり，その際には被膜を損傷することなく採取することが望まれます．ただし，縦隔などの深部の大きな病変では，手術でのアプローチが困難で針生検が選択される症例もあります．

c 生検の部位

生検は，症例への侵襲に留意しつつ，病変を確実に採取できる部位を選択しましょう．腫脹したリンパ節が1個の場合は別として，複数のリンパ節腫脹が認められる場合には適切な診断を得るために生検部位の選択が重要となります．表在リンパ節と深部リンパ節ともに腫脹している際には，侵襲の少なさを考え前者からの生検が行われることが多いと思います．ただし，前述のように鼠径リンパ節は過去の炎症の瘢痕化などの要素があり，健常人でも1〜2cmほどに腫大している場合があることや，腋窩リンパ節は脂肪化の目立つ場合があることには注意が必要です．ともに組織像の判読に支障をきたす可能性があるので，可能であれば表在リンパ節では頸部リンパ節や鎖骨上窩リンパ節の生検が勧められます[3,4]．また，大きさの異なるリンパ節が認められた場合は，より大きな病変を選択することが勧められており，通常2cm以上のリンパ節の生検が勧められます．しかし，あまり巨大な病変の生検は容易ではありません．また，巨大な病変の一部を生検するよりは，多少小さくても病変と思われるリンパ節を，被膜を傷つけることなく全体を生検するほうが，組織構築などの全体像が観察できるので勧められます．なお，大きな病変内部には壊死をきたしている場合があることには留意が必要です．

Key Slide

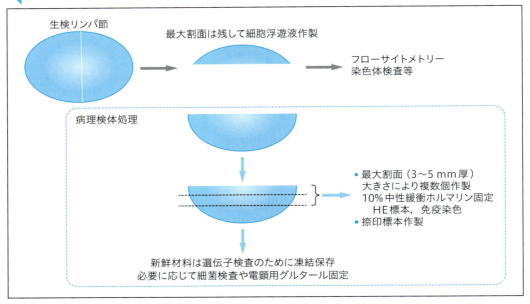

図1 生検リンパ節の処理および保存

d 検体の処理

　悪性リンパ腫の病型決定を含めた最終診断には病理組織学的検索が重要であることは周知のことですが，その補助として，フローサイトメトリーでの検索，染色体や遺伝子の検索を行い，診断業務においては，これらの結果を総合的に判断していくことが推奨されています．これら補助的な検索手技のためには生の検体が必要で，生検された検体をそのままホルマリンに"ボチャン"とすることは避けるべきです．生検された組織の処理は各々の施設の状況に見合った手順を選択されることをお勧めしますが，筆者の施設においては，外科医によって生検されたリンパ節を，まずは担当医がフローサイトメトリー検索および染色体解析用に組織を無菌的に処理します．その際には病変と思われる部分を採取しますが，病理組織診断を最優先することを臨床医にも理解してもらい，図1のようにリンパ節の最大割面は残し，辺縁から採取することがよいと思います．その残りを病理組織検索やその他の検査のために病理検査室に提出してもらいます．この際にも検体組織の乾燥に注意が必要で，後述（→**ワンポイントレクチャー**）のような生理食塩水に湿らせたガーゼにくるんでシャーレなどに入れて提出してもらいます．

👉 ワンポイントレクチャー

　都合によって検体処理がすぐにできない場合は，滅菌生理食塩水に浸した滅菌ガーゼにくるみ，滅菌シャーレなどに入れ，乾燥を防ぐためにシャーレにはテープを巻いて冷蔵庫（4℃）に保管することも可能です．その際の注意点は組織を乾燥させないことですが，滅菌食塩水が多く，組織が液体に浮いているような状態は組織に悪影響を及ぼしますので注意が必要です．

そして，病理医は病変を反映する最大割面を含めて数 mm 厚（3〜5 mm）に処理し固定材料とします．組織の固定にはいろいろな試薬がありますが，核酸保存に優れた 10％中性緩衝ホルマリン溶液が推奨されています[5]．

> **レベルアップのために**
>
> 組織の固定時間や固定方法にもこだわりが必要です．今後，遺伝子解析技術の進歩によって検索対象も広がってくることは必至であり，そのことを踏まえて，組織の核酸保存に適した中性緩衝ホルマリンを用いて，できれば 48 時間以内の固定が推奨されています[5]．

組織残余の一部は捺印標本を作製し，一部凍結保存します．以前は，免疫組織化学的検索のために凍結切片を作製していましたが，抗体作製技術や染色手技の向上に伴って，現在ではホルマリン固定パラフィン包埋切片での検索が一般的となっています．検体を凍結保存する目的の第一は遺伝子検査です．遺伝子検索については，生検時にはその必要性や何を行うべきかの判断は難しいことが多く，必要なときに使用することができるように，液体窒素で瞬間凍結し，－80℃のディープフリーザー内に保存しておきます．

細菌学的検査やその他の検索が必要な症例については，適宜判断して行います．また，現在はその適応は減少していますが，電子顕微鏡を用いた観察が必要と思われれば 3％グルタールアルデヒドにて固定し樹脂包埋検体の作製をします．

まとめ

生検は病変の原因解明，とくにリンパ腫の最終診断に欠くことのできない検査です．しかしながら，観血的検査であり，症例への侵襲は免れません．したがって，その適応，採取法，時期，場所を十分に検討して行うべきです．そして，検査内容を十分に理解して検体を適切に処理し，診断する医師は十分な知識を習得することが，的確な診断を得るためには必要です．

文献

1) 田丸淳一：リンパ節生検時期，方法，部位の選択．日臨 73：302-305, 2015
2) 大島孝一：リンパ節ならびに節外臓器の取り扱い方．リンパ腫アトラス，第4版，文光堂，東京，p38-41, 2014
3) Saltzstein SL：The fate of patients with nondiagnostic lymph node biopsies. CA Cancer J Clin 16：115-116, 1966
4) Sinclair S et al：Biopsy of enlarged, superficial lymph nodes. JAMA 228：602-603, 1974
5) Sato M et al：Optimal fixation for total preanalytic phase evaluation in pathology laboratories：a comprehensive study including immunohistochemistry, DNA, and mRNA assays. Pathol Int 64：209-216, 2014

I章　総論

セミナー 2

免疫組織染色の実際

> **セミナーの要点**
> - 造血器・リンパ系腫瘍の WHO 分類改訂第 4 版（2017 年）でも，リンパ腫分類，とくにその大半を占める B 細胞リンパ腫分類の基盤は，"対応する正常細胞"であることを理解する．
> - 対応する正常細胞の同定精度を高めるには，従来のマーカーに関する新知見ならびに新しいマーカーの特徴を把握する必要がある．
> - 免疫組織染色標本の観察に際しては，定性的判定だけでなく，陽性細胞の染色強度，標的分子の細胞内局在，陽性細胞割合（半定量），陽性細胞の組織内局在，背景の状況なども重要である．

このセミナーでは，免疫組織染色の標的分子と観察の実際について，WHO 分類改訂第 4 版（2017 年）[1] に対応できるよう勉強します．

a　WHO 分類と免疫組織染色

WHO 分類改訂第 4 版（2017 年）に含まれる多くの病型は対応する正常細胞に基づいて分類されますが，その同定には形態学的観察に加え免疫表現型検索が必須です．病理医にとってはなじみ深い「腫瘍アトラス」[2] でも，WHO 分類の原則を解釈するなかで，第一に免疫表現型検索の重要性が指摘されています．ここでは免疫表現型検索のうち免疫組織染色について解説します．

b　標的分子

リンパ腫診断の免疫組織染色で標的とされる分子は数多いですが，腫瘍細胞の性状を特徴づけるためのものと，背景細胞の状態を把握するためのものに二分できます．さらに前者を，対応する正常細胞を反映するものと遺伝子異常を反映するものに分けて考える必要があります．

1）低悪性度 B 細胞リンパ腫およびマントル細胞リンパ腫（MCL）

これらリンパ腫病型の免疫組織染色による鑑別について，従来のマーカーと新しいマーカーに分けて表1 に示しました．後者のうちには濾胞性リンパ腫（FL）に特異性の高い分子が複数あります．「FL は CD10 および BCL2 染色で容易に診断できるのに，なぜさらなるマーカーが必要？」との疑問があるかもしれませんが，定型例以外の FL の診断はなかなか難しいので

表1 小型 B 細胞リンパ腫マーカー[*1]

		FL	CLL/SLL	MCL	LPL/WM	eMZL
常用マーカー	CD10	+	−	−/+	−	−
	CD23	−/+	+	−	−	−
	CD5	−/+	+	+	−	−
	CD43	−/+	+	+	+	+
	CD11c	−	−/+	−	−/+	+
	BCL2	+	+	+	+	+
	Cyclin D1[*2]	−	−	+	−	−
新しい/比較的新しいマーカー	GCET1	+	−	−	−	−
	HGAL/GCET2	+	−	−	−	−
	LMO2[*2]	+	−	−	−	−
	LLT1	+	−	−	?	−
	IMP3	+	−/+	−/+	?	−/+
	Stathmin/OP18	+	−	+	−	−
	LEF1[*2]	−	+	−	−	−
	CD160	−	+	−/+	−	−
	CD200	−	+	−	+	−
	MNDA[*2]	−	+	+	+	+
	SOX11[*2]	−	−	+	−	−
	MYD88[*2]	−	−	−/+	+	−/+
	IRTA1 (CD307d)	−	−	−	−	+[*3]

＋：大部分例で陽性，−/＋：一部例で陽性，−：大部分例で陰性
[*1] 新規マーカーについては，Zhang ら[3]の表2を FL を基準に改変，LLT1，IMP3，NMDA，および MYD88 を追加し，核内に発現される分子を区別．
[*2] 核内分子．
[*3] 脾辺縁帯リンパ腫（SMZL）は当初は陰性とされたが，陽性との報告もある．
FL：濾胞性リンパ腫，CLL：慢性リンパ球性白血病，SLL：小リンパ球性リンパ腫，MCL：マントル細胞リンパ腫，LPL：リンパ形質細胞性リンパ腫，WM：ワルデンシュトレームマクログロブリン血症，eMZL：粘膜関連リンパ組織節外性辺縁帯リンパ腫．

す．また，筆者は「B 細胞リンパ腫分類は FL を基準に構築されている」と理解していますが，これにも関連していると思います．以下，主なマーカーについて，表1 の補足として説明します（SOX11，IRTA1，MNDA，および MYD88 については，セミナー8 を参照）．

a）Cyclin D1

マントル細胞リンパ腫（MCL）の診断に必須のマーカーですが，小リンパ球性リンパ腫（SLL）の 30％の例で増殖中心の細胞に陽性です[1]．さらに，MCL 以外でも陽性の腫瘍があり，そのうち造血器・リンパ系では，形質細胞性骨髄腫（PCM），有毛細胞白血病（HCL），脾辺縁帯リンパ腫（SMZL）の一部，びまん性大細胞型 B 細胞リンパ腫（DLBCL）の一部，古典的ホジキンリンパ腫（CHL）の Reed-Sternberg（RS）細胞，ランゲルハンス細胞腫瘍などが挙げられます．また背景の組織球および血管内皮細胞にも発現されるので，これらが多い場合には判定に注意が必要です．なお，Cyclin D1 発現および *CCND*1 再構成のない MCL 例のおよそ半数に *CCND*2 再構成があるとのことです[1]．

b）BCL2

原則として胚中心 B 細胞と単球様 B 細胞を除くすべてのリンパ球に発現されるので，筆者

は診断に際して"BCL2陰性所見が重要"と考えています．FLの診断に必須のマーカーですが，grade 3では発現率が低下します．BCL2が検出されない場合，反応性濾胞あるいは*BCL2*再構成とは無関係なFL以外に，再構成した*BCL2*の変異により蛋白が発現されないFL，蛋白は発現されるが変異により汎用抗体では検出できないFL，なども考慮しなければなりません．

c）新しいマーカー[3]

表1の新しいマーカーのうち，Stathmin/OP18はバーキットリンパ腫（BL），原発性縦隔大細胞型B細胞リンパ腫（PM-LBCL），T細胞リンパ腫，およびDLBCLの一部にも陽性，GCET1はBL，胚中心B細胞（GCB）型DLBCL，CHL，および結節性リンパ球優位型ホジキンリンパ腫（NLPHL）にも陽性，LLT1はBLおよびGCB型DLBCLにも陽性，CD160はHCLおよび白血病期のMCLにも陽性，CD200はHCL，PM-LBCL，Bリンパ芽球性白血病/リンパ腫（B-ALL/LBL），PCM，およびCHLにも陽性です．

2）高悪性度B細胞リンパ腫

a）びまん性大細胞型B細胞リンパ腫（DLBCL）・非特定型の亜分類

免疫表現型に基づいて，このリンパ腫集団をGCB型あるいは非GCB型へ亜分類することは，WHO分類第4版（2008年）では任意でしたがWHO分類改訂第4版（2017年）では"必要である"とされました[1]．その際に用いるアルゴリズムとしてHansのものが一般的ですが，他のもの（Choi，Visco-Young，Muris，Nyman，Tallyなど）でも可とのことです．なお，このGCB型および非GCB型は"molecular subtype"とも呼ばれるようですが，これがもし両亜型で分子異常が異なることを反映した名称とすれば，誤解しないよう以下の注意が必要です．この亜型はあくまで遺伝子発現プロファイルに基づく免疫表現型検索にて決定されるものであり，その結果として亜型により異なる遺伝子異常のあることが判明したのです．将来的にはともかく，現時点では遺伝子異常に基づいてGCB型あるいは非GCB型へ亜分類されるわけではありません．

b）cMYC[1]

DLBCLの30～50％に陽性で，そのうち20～35％ではBCL2も発現されます［その大部分は染色体転座を伴わないため，ダブルエクスプレッサー（double expressor）と呼ばれます］．また，cMYCはSLLの増殖中心の細胞にも陽性です．cMYC発現判定のカットオフ値は40％とされていますが，染色の強弱については言及されておらず，今後の課題かと思います．

c）新しいマーカー[3]

EBI3は大部分のDLBCLに陽性である一方でBLには陰性であり，これはcMYCにより発現が抑制されるためと考えられます．DcR3およびSurvivinは侵襲性の強いDLBCLに強陽性となります．

3）成熟T/NK細胞リンパ腫[1]

WHO分類改訂第4版（2017年）[1]では，血管免疫芽球性T細胞リンパ腫（AITL）が，これに類似するリンパ腫を包含する，"AITLおよび他のT濾胞ヘルパー細胞（TFH）由来のリンパ節性リンパ腫"の中に含められています．このように分類するためには，TFH関連分子であるCD10，BCL6，CD279（PD1），CXCL13，ICOS，SAP，CXCR5，MAF/c-MAFなどの検索が必要ですが，通常は前二者が使われます．

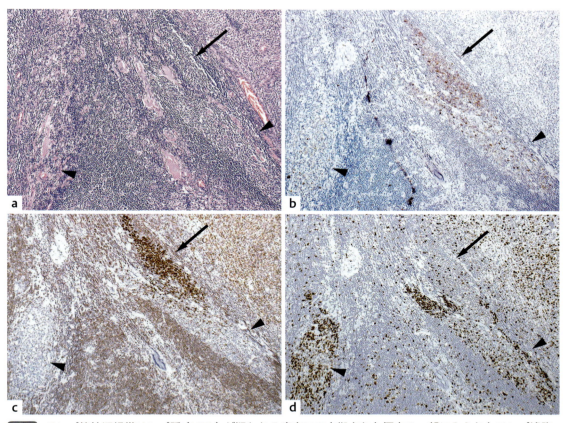

図1 リンパ節性辺縁帯リンパ腫（MZL）が疑われる病変にて占拠された標本の一部にみられたリンパ濾胞
a：×10，b：CD10，c：BCL2，d：Ki67
矢印の胚中心はCD10陽性，BCL2陽性，Ki67低陽性率から濾胞性リンパ腫（FL）と考えられ，本例はMZLではなく著しい濾胞辺縁帯B細胞分化を示すFLであることが判明した．なお，矢頭の2個の胚中心はCD10陽性，BCL2陰性，Ki67高陽性率から，残存する反応性リンパ濾胞と考えられる．

4）古典的ホジキンリンパ腫（CHL）

　RS細胞のマーカーとして，陽性率の高い順にIMP3，MUM1，PAX5（背景B細胞に比べ弱陽性），CD30，およびCD15が挙げられています[3]．IMP3染色では背景に陽性細胞がみられないので，CHL診断に有用なマーカーですが，FL，DLBCL，およびBLも陽性です．そのほか，Fascinはほとんどの例で，EBERはおよそ半数例で，BCL6およびCD138はおよそ1/3の例で，それぞれ陽性です．NLPHLとは異なり，CD20，BOB1，およびOCT2の陽性率は低く，後2者がともに陽性となることはまれです．IMP3以外にも新しいRS細胞のマーカーとして，CD137，CD163，CD200，TNFAIP2，cMET，MST1Rが挙げられています[3]．

C　免疫組織染色標本観察に際して

　免疫組織染色による増殖細胞の観察に際して，陽性・陰性との定性的判定だけでなく，染色の強弱（おおむね発現分子数と相関）ならびに発現分子の細胞内局在も重要であることはすでに解説しました[4]．今回は陽性細胞の組織内分布について，ピンポイント観察の有用性を述べます．この方法は二重染色の代用となる（図1）だけでなく，HE染色との対比が可能であり，

Ⅰ章　総論

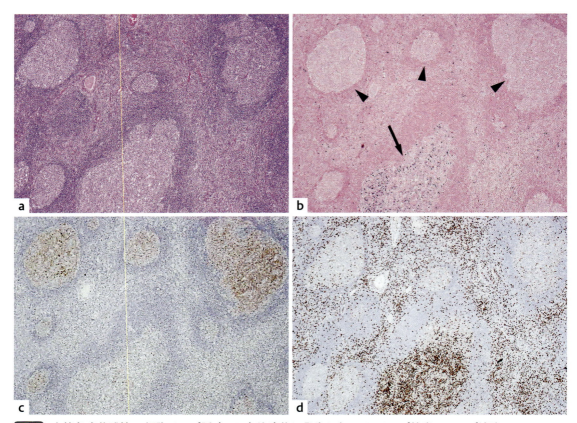

図2　血管免疫芽球性T細胞リンパ腫（AITL）治療後に発生したEBVリンパ節炎のリンパ濾胞
a：×4，b：EBER，c：CD10，d：CD8
EBER陽性細胞は1個の胚中心（矢印）および濾胞間領域に分布している．EBER陽性細胞がみられない胚中心（矢頭）と比較して，矢印の胚中心ではCD10発現が減弱しており，LMP1によるものと考えられる．さらに，背景にCD8陽性細胞が著増しており，EBV感染細胞に対する細胞傷害性T細胞の動員と考えられる．

さらには微小環境を把握する点でも有効な場合があります（図2）．そのほか in situ neoplasia（以前は in situ lymphoma と呼ばれた）あるいはリンパ腫の微小浸潤病巣同定にも有効です．この方法では，組織内の特定の構造（残存する既存構造，血管など）だけでなく，パラフィンブロック作製以前にできた組織の"深い傷"もメルクマールとなります．ピンポイント観察をより正確に行うには，染色用切片作製の際に切片の質より連続性を重視して，初回免疫染色実施時に余分に作製し，終わりの切片でHE染色しておくのがよいでしょう．

ワンポイントレクチャー

免疫染色

　抗原・抗体反応を利用する染色のことです．したがって，光学顕微鏡で判定する *in situ* hybridization（ISH）も，可視化が抗原・抗体反応によるものは免疫染色に含まれるとも考えられます（可視化のため蛍光物質を標識した核酸プローブを用いる ISH は，免疫染色ではありません）．免疫染色のうち組織切片を対象とするものが免疫組織染色で，光学顕微鏡によりアナログ判定されます．一方，遊離細胞（骨髄細胞，末梢血球，組織から遊離させた細胞，体腔液内の細胞など）を対象とするものが免疫細胞染色で，多くの場合フローサイトメトリー（FCM）と呼ばれ，機器によりデジタル判定されます．しかし，FCM も，最終的にはアナログ判定となります．

レベルアップのために

　表1 に挙げた分子のうち BCL2 および Cyclin D1 は遺伝子異常により発現に異常をきたす分子です．これらの遺伝子異常は染色体転座/遺伝子再構成ですが，最近ではリンパ腫細胞にさまざまな遺伝子の点変異の起こっていることが報告されつつあり，それらとリンパ腫病型との対応が注目されています．変異の同定には当該遺伝子の塩基配列を決定しなければならず，日常のリンパ腫病理診断には応用できませんでした．しかし，そのような異常のうちミスセンス変異では，産生される異常蛋白を認識する抗体が得られ，免疫染色にて変異の有無を知ることができます．*MYD88* L265P（表1）および *BRAF* V600E がそのプロトタイプといえ，今後このような標的分子が増えてくるものと思われます．ただし，*MYD88* L265P については，現状では抗体による検出が難しいようです（➡**セミナー 8** 参照）．

文　献

1) Swerdlow SH et al（eds）：WHO Classification of Tumours of Haematopoietic and Lymphoid Tissues, revised 4th ed, IARC Press, Lyon, 2017
2) Medeiros LJ et al：Classification of lymphomas. Tumors of the Lymph Nodes and Spleen. AFIP Atlas of Tumor Pathology, 4th series, fascicle 25, American Registry of Pathology, Washington DC, p65-78, 2017
3) Zhang X et al：New immunohistochemistry for B-cell lymphoma and Hodgkin lymphoma. Arch Pathol Lab Med **138**：1666-1672, 2014
4) 中峯寛和：病理組織検査と免疫組織化学．リンパ腫学―最新の研究動向―．日臨 **73**（増刊 8）：306-310, 2015

I章 総論

セミナー3

フローサイトメトリーの具体的な見方

セミナーの要点

- フローサイトメトリーでは，細胞の大きさや内部構造の複雑さ，蛍光色素を標識した抗体による複数の細胞マーカーの解析を迅速かつ客観的に行いうる．
- 悪性リンパ腫の診断では，前方散乱光と側方散乱光を用いたサイトグラムによるゲーティングが適当であり，急性白血病で行われるCD45ゲートの意義は少ない．
- マーカーの解釈は，棒グラフや陽性率とされる数字ではなく，自分でそれぞれの抗体を組み合わせたドットグラムパターンで必ず確認することが重要である．
- ルーチンで行われているマーカー解析には限界があり，問題点があることも認識しておく必要がある．

　悪性リンパ腫の診断において，リンパ腫細胞の起源は，最も基本的な情報の1つです．細胞起源は，細胞が持っているさまざまなマーカーによって知ることができます．細胞のマーカーは表面抗原と細胞質内（場合によっては核内）抗原を検出することで知ることができます．その方法は大きく分けて2つあります．1つは病理組織材料を用いた免疫組織化学法です．そしてもう1つは，フローサイトメトリー（flow cytometry：FCM）を用いた解析です．FCMは現在広く普及しており，検査室レベルでルーチンの解析が可能です．このセミナーでは，悪性リンパ腫の診断におけるFCMについて，基礎的な事項を含めて考えていきたいと思います．

a フローサイトメトリー（FCM）の原理と検査法

1）原理

　細胞のマーカー解析に用いられるFCMの原理を述べますと，フロー系と呼ばれる回路の中に細胞浮遊液を流し，一定の振動を加えると流体中の細胞は水滴の中に1個1個分けられた状態で存在するようになります．細胞にあらかじめ蛍光色素をラベルしたモノクローナル抗体（monoclonal antibody：MoAb）を結合させておき，水滴中の細胞に蛍光を発色させる波長のレーザー光をヒットさせると，対応した抗原陽性の細胞が光を出すので，陽性細胞の比率を求めたり，細胞を集める機能のあるFCMでは，陽性細胞（または陰性細胞）を取り出したりする（ソーティング）ことができます．

　蛍光色素の波長とそれを発色（励起）する波長のレーザーは，現在では多数開発されており，

大がかりなシステムでは1つの細胞で同時に10種類を超える抗原を検出できるようになっています．しかしそのようなFCMを動かすのは簡単ではなく，悪性リンパ腫の細胞起源の解析のようなルーチンの検査では，単純なシステムが用いられます．

2）シングルレーザーを用いた細胞マーカーの解析法

リンパ腫細胞の解析で用いられるレーザーは，488 nm の波長をもつアルゴンレーザー1本で，同時にFITC，PE，PerCP（PC5/PE-CY5）3種類の蛍光を励起します．それぞれの蛍光の波長は，525 nm，575 nm，675 nm 付近にピークがあり，それぞれの蛍光のピークは異なりますが，一定の波長の範囲に分布するため，各蛍光のすそ野は重なります．したがって，FCMではFITCとPE，PEとPerCPについて電気的な補正をかけなければなりません．これをcompensationといいます．compensationによって表示されるデータが違ってくる場合が少なからずあり，結果の解釈に間違いが起きる可能性が常にあります．

b リンパ腫細胞の解析

1）検査に提出する検体の処理

FCMでは，リンパ腫組織を塊のまま解析することはできませんから，リンパ節/腫瘍組織からの細胞の取り出しをする必要があります．ハサミやメスを用いて，組織を裁断し，できるだけ細かい組織片にします．FCMに組織が流れ込むとフロー系が詰まる危険性があるので，適当な大きさ（直径 50〜100 μm）のメッシュで一度濾過する必要があります．活きのよい状態で多くの細胞を得ることが重要ですので，手術で摘出された材料を生理食塩水や培養液に浸して（それらに浸したガーゼでくるんで乾燥を防ぐのもよい方法です），できる限り早く，可能であれば無菌的に処理します．

2）FCMによる解析
a）サイトグラムによるゲーティング

ルーチンのFCM解析では，同時に3種類の抗原を解析できることを先に述べましたが，FCMではそれ以外に2つの細胞の情報を得ることができます．細胞から出る前方散乱光（forward scatter gram：FSC，FC）と側方（90度）散乱光（side scatter gram：SSC，SC）です．

FSCは細胞の大きさ，SSCは細胞の内部構造の複雑さを反映するパラメータで，FSC，SCCを二次元に展開した図をサイトグラム（cytogram）と呼びます．サイトグラム上で，細胞は細胞の種類ごとにクラスターを作りますので，そこで異なった細胞群をそれぞれ特定することが可能です．FCMでは，細胞集団にゲートをかけて，その細胞群のマーカーを解析します．

b）CD45ゲート

CD45は，ヒトの白血球を認識する抗体で，腫瘍が血液細胞由来かどうかに有力な情報をもたらします．一方で，急性白血病の芽球のような幼若な細胞では，CD45の発現が弱いか陰性です．FCMでの急性白血病の解析ではこれを利用して，PerCP（PC5/PE-CY5）標識抗CD45 MoAb ですべての細胞を染色し，CD45とSCCのゲートで，白血病細胞を認識するという方法が，日本の外部委託検査では多く用いられています．しかし，リンパ腫細胞ではリンパ芽球性リンパ腫を除けば，成熟リンパ球由来であり，CD45の発現は正常リンパ球と区別で

きないので，このゲートを用いる意味はほとんどありません．しかしながらシステムの都合で，リンパ腫などの成熟リンパ系腫瘍の解析でも外部委託検査ではCD45ゲートが用いられています．

> **ワンポイントレクチャー**
>
> リンパ腫のマーカー解析には，CD45ゲートは不要ですが，リンパ芽球性リンパ腫の診断や骨髄性肉腫などとの鑑別のために，解析するマーカーの1つとして加えておくほうが望ましいと考えます．

c）7AADゲート

7AADは，死細胞に取り込まれる色素で，PerCPに近い蛍光を出します．FCMでは，死細胞が多く混入すると，非特異的な蛍光を陽性と判定してしまう可能性があるため，7AADとSSCを組み合わせたゲートで，7AAD陰性（すなわち生細胞）に絞ったマーカー解析が可能となります．一部の外部委託検査ではこの方法が行われています．

d）ゲートをかけた細胞のマーカー

細胞のマーカーは，3種類同時に測定できるので，多くのMoAbを適切に組み合わせることで，マーカーの同時発現を確認できます．ただし，外部委託検査では1つの蛍光はCD45や7AAD染色に用いられているので，実際は同時には2種のマーカーをみることになります．

① 数字や棒グラフでなく実際のパターンをみる

FCMの結果を外部委託検査でみる場合，最初にある棒グラフや数字で判断してしまうことが少なくありません．マーカーの陽性，陰性を判断するだけであれば，実にわかりやすいといえます．症例によっては，複数のゲートでの結果がそれぞれ表示されているので，どちらが腫瘍のマーカーか迷うこともあります．その下に，2つの抗体の組み合わせによる細胞のパターンが表示されています．ドットブロット（Dot Blot）といわれる表示なので，陰性陽性の4つの領域のどこに細胞が分布しているかがわかります．

しかし，結果の解釈ではどうでしょう．解析されたゲートの中にどれくらいの比率でリンパ腫の細胞があるのかわからないことも多いわけです．多くの腫瘍細胞がある場合でも，棒グラフをみると，ある抗原に90％陽性で，別の抗原に70％陽性であった場合はどちらも同じように解釈してよいのでしょうか？　腫瘍細胞が少数の場合，正常リンパ球と悪性リンパ腫の細胞はどのように判断できるのでしょうか？

棒グラフや数字をみる前に，自分でマーカーのドットブロットをみて，抗原の陽性陰性を確認するようにすべきだと思います．陽性陰性の区切りはどうですか？　抗体の組み合わせで，違っているのではないですか？　どうやって陰性陽性を決めているのでしょうか．つまり陰性陽性の境界はかなり恣意的に決められている可能性があるリスクを常に認識しておかなければなりません．

② Compensation不十分なのか，複数の細胞群があるのか

図1左に示すようにドットの集積が陰性部分から陽性部分にはみ出していることがよくあります．このはみ出している部分（■）は，FL1，FL2ともに陽性で，他の部分はFL1のみ陽性と判断すると，腫瘍細胞はFL1，FL2ともに陽性の群とFL1のみ陽性の2つの細胞があるのか，それともどちらかは腫瘍ではないのか，実は簡単には判断できません．たとえば，FL1

セミナー3. フローサイトメトリーの具体的な見方

Key Slide

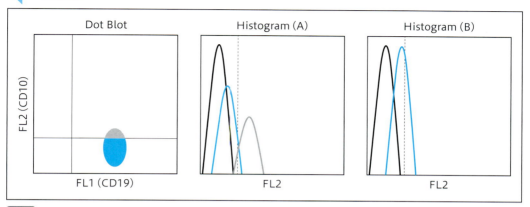

図1 フローサイトメトリー（FCM）による解析
図左のドットブロットでは，FL1 陽性 FL2 陰性（■）の部分と FL1，FL2 陽性（■）の部分がある．2つのマーカーをもった細胞集団があるかどうかを確認するには，FL2 のヒストグラムをみることが参考になる．（A）では，2つの細胞集団があるが，（B）では，FL2 は陰性部分にかかるものの実際は弱陽性であると判断できる．ただし，蛍光補正が不十分でも（B）となるので注意が必要である．

がCD19，FL2がCD10だったとすると，CD10陰性と陽性の細胞があることになります．B細胞腫瘍ですので，軽鎖制限（κ鎖かλ鎖の一方が発現していること）があるはずです．もしκ陽性が90％だったとすると，一般には腫瘍細胞が90％くらいあると考えられます．すると，CD19$^+$CD10$^-$細胞もκを出しているはずであり，腫瘍細胞と推定できます．

③ 陰性なのか，弱陽性なのか

外部委託検査でマーカーをみている場合は，このドットブロットパターン以上の情報は得られません．ところで，急性白血病の診断を考えてみると，芽球のミエロペルオキシダーゼ（MPO）は3％以上陽性だったら急性骨髄性白血病と診断されます．この場合97％の細胞は陰性ということではなく，検査の感度の限界と考えられているようです．実際 FCM で細胞質内のMPOを染めてみると高率で陽性であることが証明できます．FCMの表面マーカーも結局，陰性陽性の境界はあくまで計測上便宜的に決めているに過ぎません．自施設で FCM 解析を行っている場合は，FCM でヒストグラム表示が可能です．図1中央に示すように，ヒストグラムで明確に陰性陽性のピークがあった場合は，明らかに複数のポピュレーションがあることがわかりますが，そうでない場合は図1右のように陰性側にもワンピークで蛍光が分布していることがわかります．すなわち，実際は弱く蛍光を発している細胞なので，陰性ではなく弱陽性の細胞であることがわかります．したがって陽性率の％の数字はあまり意味がありません．そういうわけで，FCMで腫瘍のマーカーを解析する場合，便宜的に20％以上（30％という意見もあります）陽性であったマーカーは，腫瘍に発現していると考えています．

ただし，compensationが不十分で，FL2からFL1に蛍光が漏れ込んである場合にも図1右と同じパターンになりますので，注意を要します．きちんと確認するには，FL1，FL2の抗体を逆に入れ替えてみることが一法ではありますが，外部委託検査では事実上不可能です．このようなFCM解析の限界を知っておく必要があります．

e）サイトグラムからみたリンパ腫

FSC，SSCのサイトグラムパターンから細胞の大きさなどを知ることも可能です．液体に

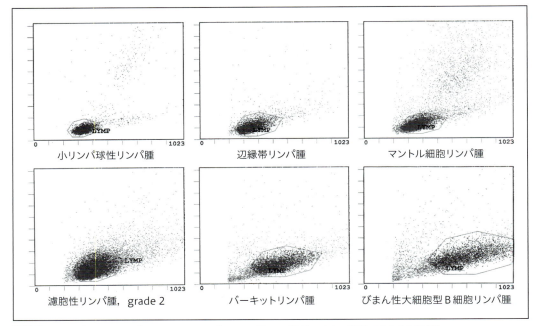

図2 リンパ腫の組織型によるサイトグラムの違い，横軸 FSC，縦軸 SSC（自験例）

浮遊させている細胞ですので，直接は形態観察ができませんが，図2 に示すように，その組織型に応じて，サイトグラム上の集積部位が異なります．このパターンとマーカーから，WHO 分類に対応した診断を推定できます．病理診断には時間がかかりますが，FCM では短時間にパターンが得られますので，特徴的なパターンの場合は大変有用です．

👍 ワンポイントレクチャー

B 細胞リンパ腫に比べて T 細胞リンパ腫では，病型特異的なマーカーが少なく，正常リンパ球なのか異常な細胞なのか診断が困難です．T 細胞リンパ腫では T 細胞抗原である CD3，CD7，CD5 のいずれかが発現していないことがあり，そのような場合はリンパ腫が疑われます．また CD4 リンパ球が反応性に増加することはまれであり，CD4＞＞CD8 のパターンをみた場合はリンパ腫を疑って検査を進める必要があります．例外的に $\gamma\delta$ 型 T 細胞リンパ腫では CD8 が陽性になります．

🏃 レベルアップのために

リンパ腫でみられる胸水・腹水の細胞の FCM 解析が行われることがあります．ここで診断されたマーカーのリンパ球が検出されれば，リンパ腫の浸潤として問題ないのですが，しばしば，CD8 陽性 T リンパ球が検出されるだけで，腫瘍のマーカーを示す細胞は存在せず，浸潤なしと判断されてしまうことが少なくありません．実際反応性 T リンパ球が出ることが多く，リンパ腫細胞は胸膜を這っていて胸水ではほとんど出ないためです．胸腹水中の細胞は，大型化していることが少なくないので，少数でもサイトグラム上に FSC，SSC の高い細胞がいないかどうか必ず確認しなければなりません．また FCM で見つからない場合も，浸潤なしとは診断せず，PCR など別の方法を組み合わせて確認する必要があります．

表1 フローサイトメトリー（FCM）における悪性リンパ腫病型診断のために有用なマーカー（基本的なもの）

B細胞リンパ腫	PanB抗原	CD19, CD20	
	病型に特徴的な抗原	$CD5^+CD23^+$	慢性リンパ球性白血病/小リンパ球性リンパ腫
		$CD5^+CD23^-$	マントル細胞リンパ腫
		$CD10^+$	濾胞性リンパ腫，バーキットリンパ腫
		$CD5^-CD10^-$	びまん性大細胞型リンパ腫[*1]，辺縁帯リンパ腫[*1]
T細胞リンパ腫	PanT抗原	CD3, CD7, CD5	T細胞リンパ腫ではいずれかが陰性になることが多い
	病型に特徴的な抗原	$CD10^{+\ *2}$	免疫芽球性T細胞リンパ腫，末梢性T細胞リンパ腫の一部
	参考事項	CD4＞＞CD8	特殊な病型を除いて，$CD4^+$の場合，反応性よりT細胞リンパ腫を疑う

[*1]：サイトグラムパターンで鑑別可能（図2参照）．
[*2]：CD10の発現は弱く，FCMでは陰性と判定されてしまうことがしばしばある．

3）臨床現場での応用と限界

表1に悪性リンパ腫のFCMとして，重要な抗体と診断を列挙しました．悪性リンパ腫におけるFCMの診断の意義は，リンパ腫の病型診断で，Main tumorの生検組織やリンパ腫細胞の比率が高いと推定される部位に対して行われ，病理診断をサポートする情報の提供が可能です．一方，骨髄浸潤などのリンパ腫の浸潤の診断は，原則として主病変のマーカーを参考にして判断されますが，軽鎖制限が検出できるB細胞リンパ腫に比べて，とくにT細胞リンパ腫では，FCM単独での判定は急性白血病より難しいと思われます．先に述べたFCM診断の限界は，4種以上のマーカーを用いたMulticolor analysisの導入によって解決が可能ですが，リアルワールドでは実施が困難です．またルーチンの方法で微小残存病変を検出するのは極めて難しいと考えます．さらに細胞内局在の検出や組織の構造・細胞の位置関係の把握などはできないことも理解しておく必要があります．

まとめ

FCMによるマーカー解析は，リンパ腫細胞の起源を迅速かつ客観的に診断できる極めて有用なツールです．しかしFCMの特性を理解したうえで，結果を必ず自分の目で確認することが必要です．

文 献

1) Craig FE et al：Flow cytometric immunophenotyping for hematologic neoplasms. Blood 111：3941-3967, 2008
2) 青木定夫：急性白血病細胞のフローサイトメトリーによる多因子解析．日血会誌 50：958-970, 1987
3) Borowitz MJ et al：Immunophenotyping of acute leukemia by flow cytometric analysis. Use of CD45 and right-angle light scatter to gate on leukemic blasts in three-color analysis. Am J Clin Pathol 100：534-540, 1993
4) 青木定夫：リンパ腫診断に使うフローサイトメトリー基礎知識．症例検討を通して学ぶ悪性リンパ腫診療の実際，菊池昌弘ほか（編），メディカルレビュー社，東京，p28-33, 2010
5) Swerdlow SH et al（eds）：WHO Classification of Tumours of Haematopoietic and Lymphoid Tissues, revised 4th ed, IARC Press, Lyon, 2017

I章　総論

セミナー4

リンパ腫染色体検査入門

> **セミナーの要点**
>
> 染色体検査は，
> - ゲノム全体の異常を把握できるが，個々の遺伝子の変化はわからない．
> - 血液腫瘍細胞では，無添加・短期培養による G-Band 法が基本である．
> - 染色体異常には数的異常（獲得，欠失）と構造異常（転座，逆位）がある．ISCN では獲得と構造異常は 2 細胞以上，欠失は 3 細胞以上をクローン性と定義する．
> - リンパ腫には病型に特異的な遺伝子・染色体異常があり，主には脱制御型転座と融合（キメラ）蛋白産生型転座がある．
> - 染色体検査に用いたカルノア液は FISH 法や SKY 法にも転用が可能であり，検査後は保存することが推奨される．

　リンパ腫の WHO 分類は形態学のみではなく，細胞免疫学，分子遺伝学，臨床病理学をも統合した分類です．WHO 分類改訂第 4 版（2017 年）では，新たな分子生物学的な知見に基づいた病態の解明や，それらを取り入れた診断の再現性が試みられています．このセミナーでは，リンパ腫の一般診療に用いる染色体検査法と結果の解釈について勉強します．

a　リンパ腫の染色体検査の意義

　染色体検査はゲノム（Genome：gene と chromosome の融合語）の異常を形態学的に解析する検査法です．WHO 分類ではリンパ腫は細胞の帰属（B/T・NK 細胞）と分化段階，細胞形態および特異的な遺伝子・染色体異常に基づいて多くの病型に分類されており，改訂第 4 版（2017 年）でも継承されています．染色体検査は病型診断のみならず，病態の理解や治療選択にも重要です．リンパ腫を生検する際は，染色体検査を実施することが推奨されます．

> 👍 **ワンポイントレクチャー**
>
> 　染色体検査の対象には生殖細胞と体細胞（腫瘍細胞）があります．腫瘍細胞を目的とした場合でも，ときに生殖細胞の異常（先天異常など）が検出されることがあります．「医療における遺伝学的検査・診断に関するガイドライン」には「体細胞遺伝子検査においても原則として主治医が事前の説明と同意・了解を得る必要がある」と記載されており，染色体検査時には同意書の作成が望まれます．

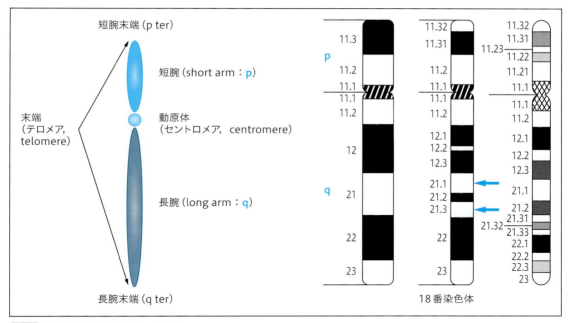

図1 染色体の構造とバンド番号
右図は 18 番染色体の解析レベルの違いによるバンドの染色パターンとバンド番号．
たとえば 18q21.1 に *MALT1*，18q21.3 に *BCL2* が存在する（←部位）．

（ISCN 2013[1]) を参考に筆者作成）

b ヒト染色体（chromosome）の基本（図1）

　染色体は DNA がヒストンに複雑に折りたたまれた構造をしており，細胞分裂中期に顕微鏡下で可視的に観察が可能です．染色体は構造上，動原体（セントロメア）と短腕および長腕の末端にテロメアを有しています．ヒト染色体検査の基本事項は International System for Human Cytogenetic Nomenclature（ISCN，最新は 2016 年版）に定義されています．ヒト体細胞の染色体は 22 対 44 本の常染色体と，2 本の性染色体（X, Y）で構成されます．常染色体は長さの順に番号づけされ，動原体の位置により 7 グループに分けられます．染色体は分染法による特有の縞模様で領域とバンド番号が決まっています[1)]．分析結果（核型）は「カクガタ」，染色体部位は，たとえば 18q21.3（18 番染色体長腕 21.3 部位）は「ジュウハチ・キュウ・ニ・イチ・テン・サン」と発音します．

c 染色体検査法

　一般には分染法を用います．分染法には G-Band 法のほか Q-Band，R-Band，C-Band，N-Band 法などがありますが，通常は G-Band（トリプシン処理，ギムザ染色）法を用います．G-Band 法では，A-T 塩基対が多く DNA が豊富な部位が濃く染色されます（陽性バンド）．一方，G-C 塩基対を多く含む部位は陰性となります．構造的遺伝子は陰性バンド部位に集中し，構造異常の切断点も陰性バンド部位に多く認められます．

　血液腫瘍では，無菌的に採取した腫瘍細胞を無添加で 24～48 時間短期培養した後にカルノア液で固定し，ギムザで染色して分裂期の細胞を顕微鏡下で観察します．培養時間が短いと分

裂期の細胞が少なく，分裂刺激因子の添加や長時間の培養では検体に混入する正常細胞の分裂像が増加します．染色体検査を外部委託する場合は，分裂刺激因子を添加しない「血液疾患染色体検査」をG-Band法で実施するようにしましょう．

d 染色体の異常

　正常細胞の染色体数は2倍体（diploid）で46（23＋23）ですが，1倍体（haploid）では23（〜34），3倍体（triploid）では69（58〜80），4倍体では92（81〜103）が基本となり，染色体はこの数（modal number）を基準に分析します[1]．染色体の異常には数的異常と構造異常があります．数的異常は細胞周期M期での染色体分配異常に起因します．親細胞（2n）から分裂した2つの娘細胞は，一方は相同染色体が1本少ない欠失（2n−1，monosomy），他方は1本多い増幅（2n＋1，trisomy）となります．一方，構造異常はG1⇒S期に生じます．1つまたは複数の染色体に切断を生じ，その切断片が消失したり，元と異なる状態で再接合することで生ずるので，染色体の数は変わりません．G1⇒S期に構造異常を生じた細胞はその後M期に分裂するので，2つの娘細胞は親細胞と同一の異常を有します．これらの欠失/増幅（染色体全体または一部が量的に減少/増加）や転座（2本の染色体が切断後に交互に再接合するので遺伝子の量的変化なし）が腫瘍化に関与し，病型の決定に重要な役割を果たしています．

> **レベルアップのために**
>
> **脱制御型転座と融合蛋白産生型転座（表1）**
>
> 　リンパ腫の染色体異常は主に転座で，脱制御型と融合（キメラ）蛋白産生型があります．脱制御型転座では正常に存在する蛋白が過剰産生され，その蛋白が腫瘍の増殖に有利に作用する場が必要です［濾胞性リンパ腫では t(14;18)(q32;q21.3) の結果，過剰産生された BCL2 が，胚中心で免疫グロブリン可変領域のクラススイッチ組換えに失敗したB細胞のアポトーシス回避に作用することが腫瘍化に重要］．一方，キメラ蛋白産生型転座では，正常には存在しないキメラ蛋白（未分化大細胞型リンパ腫の ALK/NPM1 など，典型例は慢性骨髄性白血病の BCR/ABL）が産生されシグナル伝達経路などに作用するので，増殖に有利に作用する場を必要としません．キメラ蛋白産生型転座では関与する遺伝子が密接し融合して遺伝子機能を発現するため，両者の遺伝子の転写方向が同じ（cen→tel，tel→cen）であることが必要です．脱制御型転座では関与する遺伝子の一方がエンハンサーとして他方の蛋白産生を刺激するのみなので［マントル細胞リンパ腫の t(11;14)(q23;q32) では 11q23/CCND1 に近接した 14q32/IGH がエンハンサーとして CCND1 に作用］，関与する遺伝子の転写方向は同じである必要はありません．

e 染色体検査実施時の注意と結果の解釈

1）検体の採取

　原発部位（付加的異常が少ない）や主増殖部位からの採取が望まれます．

2）染色体分染法の長所と短所

　染色体分染法はゲノム全体の異常を知ることが可能ですが，分裂像が得られなければ分析で

表1 リンパ系腫瘍に認められる主な染色体転座

融合蛋白産生型：キメラ蛋白産生型		
t(2;5)(p23;q35)	ALK/NPM1	未分化大細胞型リンパ腫
t(11;18)(q21;q21.1)	API2/MALT1	MALTリンパ腫
脱制御型：正常蛋白産生型		
t(14;18)(q32;q21.3)	IGH*/BCL2	濾胞性リンパ腫
t(8;14)(q24;q32)	MYC/IGH*	バーキットリンパ腫
t(3;14)(q27;q32)	BCL6/IGH*	びまん性大細胞型B細胞リンパ腫
t(11;14)(q13;q32)	CCND1/IGH	マントル細胞リンパ腫
t(9;14)(p13;q32)	PAX5/IGH	リンパ形質細胞性リンパ腫

*：BCL2，MYCはvariant translocationとして2p12/IGκ，22q11/IGλを，BCL6は免疫グロブリン以外の遺伝子を転座相手とすることが多い．

きません．また，遺伝子の変異まではわかりません．

3）結果の解釈[2,3]

a) 分裂像が得られない場合

主には検体の問題です．分裂像は細胞周期内にある細胞の割合に依存するので，検体中の腫瘍細胞数が少ない（通常は$\geq 1\times 10^7$個が必要）か，増殖が緩徐で分裂細胞数が極めて少ない，などが原因と考えられます．

b) 正常核型のみの場合

得られた正常核型が腫瘍細胞か検体に混入した反応（正常）細胞のどちらに由来するかですが，一般にリンパ腫細胞は正常核型となることはないと考えられています．正常核型のみの場合は反応細胞が多いか，腫瘍細胞の増殖が緩徐であることが原因と考えられます．検体の大部分が腫瘍細胞でも増殖が緩徐な場合は，分析結果が腫瘍細胞を反映しないことがあります．

c) 染色体異常が得られた場合

染色体異常の記載法と主な略号を図2に示しました．略号の意味は知っておく必要があります．分析結果は染色体の数と性染色体の構成，染色体異常の種類とそれに関与する染色体番号および切断部位，その異常を有した細胞数の順に記載します．同一細胞に複数の異常があれば，染色体番号順に内容を記載します[1]．リンパ腫細胞は付加異常を伴いやすく，クローンも1つとは限りません．とくに浸潤部位や再発部位では複雑になりやすくなります．複数のクローンが存在する場合，最も単純で基本となるクローンを stemline (sl)（最初に記載），最も頻度の高いクローンを mainline (ml)，slに付加異常が加わったクローンを sideline (sdl) といいます．sdlがある場合はslの結果はまとめて idem と記載し，付加異常の内容をその後に追記します[1]．各クローンの細胞数を［　］内に記載します．ISCNでは原則20細胞を分析するので，［　］内には実数のみを記載します．なお，「クローン性」の定義は，獲得と構造異常（転座など）は2細胞以上，欠失は3細胞以上に同一異常がある場合と規定していますが[1]，特定のリンパ腫病型と関連する染色体部位（14q32/*IGH*，2p12/*IGκ*，22q11/*IGλ*，11q13/*CCND1*，18q21.3/*BCL2*，18q21.1/*MALT1*，8q24/*MYC*，3q27/*BCL6*，2p23/*ALK*など）に異常を認める場合は，1細胞でも有意と考えるべきです．

I章　総論

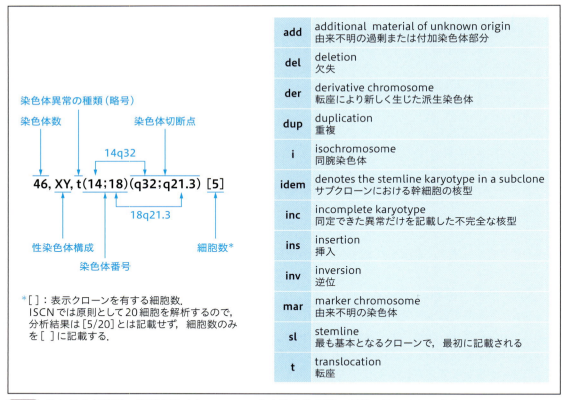

図2 染色体分析結果の記載方法（short system）と染色体異常の記載に用いられる主な ISCN の略号
左図は濾胞性リンパ腫の *IGH/BCL2* 転座での記載例を示す．

> **ワンポイントレクチャー**
>
> **Y染色体の欠失**
> 　Y染色体は加齢により欠失（45, X, −Y）する頻度が高く，−Y 以外の異常がなければ 3 細胞以上であっても異常とは判断しません．

f 主な染色体異常部位（図3）

　リンパ腫の染色体転座にはしばしば抗原受容体［免疫グロブリン（IGH/IGL），T 細胞受容体（T-cell receptor：TCR）］遺伝子が関与し，生理的なゲノム改変が転座の契機となると推定されています．B 細胞リンパ腫では免疫グロブリン遺伝子（14q32/*IGH*，2p12/*IGκ*，22q11/*IGλ*）が関与する転座は，骨髄前駆細胞での可変領域再構成時のエラーか，リンパ組織胚中心での可変領域クラススイッチ組換え時のエラーで生じます．前者には 11q13/14q32（*CCND1/IGH*：マントル細胞リンパ腫），14q32/18q21.3（*IGH/BCL2*：濾胞性リンパ腫），8q24/14q32（*MYC/IGH*：バーキットリンパ腫・流行地型）などがあり，後者には 3q27/14q32（*BCL6/IGH*：びまん性大細胞型 B 細胞リンパ腫や濾胞性リンパ腫の一部），8q24/14q32（*MYC/IGH*：バーキットリンパ腫・散発型）などがあります．

　一方，T 細胞リンパ腫の染色体切断部位は必ずしも TCR 部位には集中せず，B 細胞リンパ

Key Slide

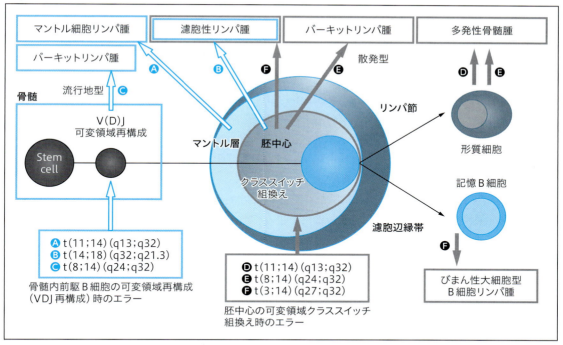

図3 B細胞腫瘍の染色体異常発現部位と病型

各病型の青色枠は骨髄前駆B細胞の可変領域再構成時，灰色枠はリンパ組織胚中心の可変領域クラススイッチ組換え時のエラーで生じる．各枠内の染色体転座は❹～❻の矢印方向の病型を生じる．t(11;14)はV(D)J可変領域再構成時に生じればマントル細胞リンパ腫に，クラススイッチ組換え時に生じれば多発性骨髄腫となる．t(3;14)は胚中心でのみ生じるが，この場合は濾胞性リンパ腫またはびまん性大細胞型B細胞リンパ腫となる．
［吉野　正ほか（編）：悪性リンパ腫臨床と病理　WHO分類（第4版）に基づいて，p21-62，先端医学社，2009を参考に筆者作成］

腫のように組織型と密接に関係する異常は少数です．主な染色体異常は融合（キメラ）蛋白産生型転座で，2p23/5q35（*ALK/NPM1*：未分化大細胞型リンパ腫）などがあります．

　ホジキンリンパ腫には特異的な染色体異常は報告されていません．腫瘍組織に占めるHodgkin/Reed-Sternberg（H/RS）細胞の割合が少なく分裂像が得られる頻度も低いですが，H/RS細胞はMIB1陽性率が高く，検出される場合は大型・2核の細胞形態を反映し，しばしば多倍体となります．

> #### 🏃 レベルアップのために
> #### 濾胞性リンパ腫の組織学的進展・転換とder(18)t(14;18)
> 　濾胞性リンパ腫の特異的染色体異常としてt(14;18)(q32;q21.3)があります．濾胞性リンパ腫は経過中にgradeの進展や急速進行性（アグレッシブ）リンパ腫に形質転換することがあり，この際に付加異常としてしばしばder(18)t(14;18)を認めます．t(14;18)(q32;q21.3)では*BCL2*は14番染色体に移動しますが，組織学的進展/転換の際には*BCL2*が移動したder(14)t(14;18)ではなくder(18)t(14;18)が増加します．この理由はよくわかっていません．

g 分染法以外の染色体検査法

1）蛍光 *in situ* 分子雑種法（fluorescence *in situ* hybridization：FISH）]

　蛍光色素で標識したDNAプローブを用い，固定した染色体上で目的とするDNAをハイブリダイゼーションした後，蛍光顕微鏡下で蛍光シグナルを可視化し数的異常や構造異常の有無を判定する方法です．FISH法には動原体FISH（動原体付近を特異的に標識し染色体の異数性を検出），分離FISH［転座切断点付近を異なる蛍光色素（赤と緑→蛍光顕微鏡下では融合して黄）で標識し，転座によるシグナルの分離（黄→赤と緑）を検出］，欠失FISH（同一染色体の2ヵ所を標識し部分的な欠失を検出），融合FISH［転座に関係する2つの染色体の切断点付近を異なる蛍光色素（赤と緑）で標識し，転座で生ずるシグナルの融合（赤＋緑→黄）を検出］などがあります．FISH法は間期細胞やパラフィンブロック標本でも検査が可能で，短期間で分析できます．しかし，特定の染色体部位を狙って標識するので，標識部位以外の異常は検出できず，また偽陽性もあり判定には注意が必要です．

2）spectral karyotyping（SKY）法

　すべての染色体（1～22番，X，Y）を全染色体ペインティングプローブで各々異なる色に発色させ，色の移動で染色体異常を網羅的に判断する方法です．G-band法と同様に解析には染色体分裂像が必要で，解像度も高くないので微細な異常は検出できません．

> **ワンポイントレクチャー**
> 　G-Band法に用いたカルノア液は，FISH法やSKY法に転用が可能です．後日これらで追加検査をする場合，染色体分析と同一検体で検査が可能となるので，カルノア液は回収し保存することが推奨されます．

まとめ

　染色体分析はリンパ腫の腫瘍化のプロセスを考えるうえでも重要な検査です．診断のみならず，切断点の遺伝子解析から責任遺伝子が解明され，またキメラ蛋白の構造と機能の解析は新たな分子標的薬の開発にもつながることが期待されます．

文献

1) ISCN 2013：An International System for Human Cytogenetic Nomenclature：Recommendations of the International Standing Committee on Human Cytogenetic Nomenclature, Shaffer LS et al (eds), S Karger Pub, Basel, 2012
2) 三浦偉久男：4. 染色体，SKY，FISH A. 診断とそれに必要な検査を読み解く I章総論 悪性リンパ腫診療の基本 ―最低限知っておきたい知識．悪性リンパ腫診療ハンドブック，新津 望（編），p14-23，南江堂，東京，2010
3) 三浦偉久男：総論4. 染色体・遺伝子異常と検査結果の解釈．悪性リンパ腫 臨床と病理 ―WHO分類（第4版）に基づいて―，吉野 正ほか（編），p21-62，先端医学社，東京，2009

I章　総論

セミナー 5

リンパ腫遺伝子診断入門

セミナーの要点

- リンパ腫の遺伝子診断として，免疫グロブリンおよびT細胞受容体の遺伝子再構成検査がある．
- 遺伝子再構成検査には，サザンブロット法とPCR法があり，それぞれの検査に特性がある．
- 遺伝子再構成検査の結果は，病理組織検査やその他の補助検査と合わせて総合的に判断する必要がある．
- 腫瘍細胞が感染するウイルスの核酸配列を用いて，クローン性を遺伝子学的に評価する方法もある．
- 近年さまざまな種類の病型に特徴的な遺伝子変異が知られるようになっており，今後診療への活用が期待される．

このセミナーでは，遺伝子検査を用いた悪性リンパ腫の診断方法について勉強します．

a 遺伝子再構成とは

　リンパ球には，個々の細胞が異なる抗原を認識できるようにするために，抗原受容体の遺伝子再構成と呼ばれる独特のゲノム改変システムが存在します．B細胞では免疫グロブリンの構成要素である重鎖・軽鎖，T細胞ではT細胞受容体の構成要素である α, β, γ, δ 鎖の可変領域の遺伝子配列がそれぞれ未熟な分化段階で組換えを生じ，再構成に成功した細胞だけが成熟リンパ球として末梢に出て，全身を巡回するようになります．正常リンパ球では，抗原受容体の可変領域は細胞ごとに異なる遺伝子配列となりますが，リンパ腫は単クローン由来であるため，同一の遺伝子再構成を生じた細胞が増加します．そうした特定の再構成遺伝子を検出することにより，検体中に単クローン性リンパ球成分が含まれるかどうかを調べる検査が遺伝子再構成検査です．

　B細胞では，前駆B細胞の段階でまず免疫グロブリン重鎖遺伝子（IgH）可変領域の再構成を生じ，その後に κ 軽鎖（$Ig\kappa$），うまくいかなければさらに λ 軽鎖（$Ig\lambda$）の再構成を生じるとされています．そのため，B細胞腫瘍では最も早く再構成を生じる重鎖遺伝子がスクリーニングに適しています．一方，T細胞受容体遺伝子（TCR）では，β, γ 鎖の再構成が先行し，その後，α, δ 鎖の再構成が生じることが知られます．蛋白の発現としてはTCR $\alpha\beta$ 型が多いのですが，遺伝子レベルでは β, γ 鎖とも再構成を生じていることが多く，T細胞腫瘍ではこれらの遺伝子がスクリーニングに適しています．なお，δ 鎖遺伝子は α 鎖遺伝子内に存在し，α 鎖

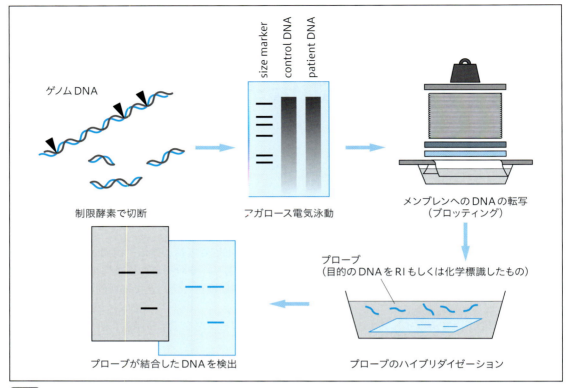

図1 サザンブロット法の手技

遺伝子の再構成により失われるため，δ鎖遺伝子再構成を検索する意義はごく特殊な場合に限られます．これは，αβ型とγδ型のT細胞受容体が一細胞で同時に発現しないためのメカニズムと考えられます．

b 遺伝子再構成検査

遺伝子再構成を調べる検査には，サザンブロット法とPCR（polymerase chain reaction）法があります．

1）サザンブロット法

サザンブロット法は，プローブの近傍領域で正常ゲノムと異なるDNA配列をもつ細胞集団が存在するかどうかを調べる検査です．まずゲノムDNAを制限酵素で切断し，アガロースゲルに泳動した後メンブレンに転写し，特定の遺伝子領域と相同のプローブをハイブリダイズさせることで，その遺伝子配列を含むDNA断片を検出します（図1）．正常ゲノムでは，制限酵素による切断パターンが決まっているため，プローブで検出されるDNA断片も決まった長さとなり，胚型（germ line）バンドと呼ばれます．被検サンプルで胚型バンドと異なる長さのDNA断片が検出される場合，プローブ近傍でDNA配列が変わっている細胞群が検体内に存在することが示唆されます．

サザンブロット法を利用した遺伝子再構成の検査は，免疫グロブリンやT細胞受容体の遺伝

Key Slide

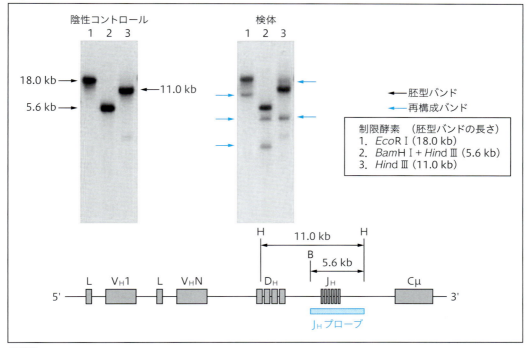

図2 サザンブロット法による遺伝子再構成検査（B細胞リンパ腫）

子配列と相同のプローブを用いて，単クローン性の細胞集団が存在するかどうかを調べます（図2）．胚型バンドは，検体中に含まれる非リンパ球細胞およびリンパ球で遺伝子改変を起こしていないアリル由来のDNAにより，必ず明瞭に検出されます．多クローン性のリンパ球DNAでは，制限酵素によって切断されたDNA断片の長さはさまざまで，検査上はスメアとなりバンドとしては検出されません．一方，単クローン性のリンパ球由来のDNAでは，胚型バンドとは異なる長さの，特定の遺伝子改変を反映した薄めの再構成バンドが検出されます．制限酵素と遺伝子組換え箇所の位置関係によって，再構成バンドがうまく検出されない可能性もあるため，通常は複数種類の制限酵素で処理したものを用いて評価します．B細胞腫瘍では免疫グロブリン重鎖のJ_H領域のプローブがよく用いられます．TCRでは，γ鎖は可変領域の長さのバリエーションが乏しく，サザンブロット法では単クローン性かどうか判断しにくい場合があるため，Cβ領域のプローブのほうがスクリーニングに適すると考えられています．しかしその場合，一部のγδT細胞リンパ腫を見逃してしまう場合があることが知られています．

2) PCR法

一方，PCR法ではサザンブロット法よりも少ない検体量で遺伝子再構成検査が実施できます．抗原受容体の可変領域の多様性に応じ，複数箇所に設計したプライマーを同時に使用してPCR増幅を行うmultiplex法が開発されており，サザンブロット法と同等の質の検査法であると報告されています[1]．注意点としては，免疫グロブリン遺伝子の可変領域には胚中心で遺伝子変異が高頻度に生じるsomatic hypermutationという機構があるためにプライマー結合部位

の配列が変化することで，B細胞リンパ腫であっても偽陰性となってしまう可能性があります．一方，もともと数の少ない細胞群をPCRで増やすと腫瘍性増殖でなくても陽性にみえることもあり，PCR法に関してはとくに，他の検査結果と総合的に考え合わせて判断する必要があります．少なくとも特異度に関してはサザンブロット法が勝ると考えられ，十分な腫瘍サンプルが得られた場合はサザンブロット法で検査を行い，検体量が少なかったり，パラフィン包埋検体しかない場合などではPCR法を利用するという使い分けが必要です．

ゲノム遺伝子の再構成検査は，NK細胞リンパ腫のクローン性の診断には用いることができません．また，ホジキンリンパ腫や血管免疫芽球性T細胞リンパ腫などでは，腫瘍細胞ではなく周囲の免疫細胞由来の再構成が検出されることがあり，病理組織検査や他の補助検査の結果を考慮し，総合的に診断を行うことが重要です．

> **ワンポイントレクチャー**
> somatic hypermutationとは，B細胞において免疫グロブリンの抗原親和性を高めるために，免疫グロブリン遺伝子の可変領域に多数の変異が入る生理的メカニズムを指します．

> **ワンポイントレクチャー**
> 幼若なリンパ系腫瘍細胞（急性リンパ球性白血病）では，免疫グロブリン，T細胞受容体の両方に再構成が生じている場合もあることが知られています（cross lineage rearrangement）．

C ウイルス感染細胞のクローン性評価

HTLV1ウイルスはゲノムへ組み込まれるレトロウイルスであるため，遺伝子再構成検査の原理を応用して，HTLV1感染細胞が単クローン性か多クローン性かを調べることができます．サザンブロット法では，ゲノムに組み込まれたプロウイルスを相同配列のプローブで標識してバンドを検出します．またPCRによる検出法としては，ゲノムDNAを制限酵素で切断後，各フラグメントの両端を酵素で結合させて環状にし（self ligation），プロウイルス部分に外向きにプライマーを設計してPCRを行うと，単クローン性であれば特定のDNA組み込み部位が増幅され，バンドを検出することができます（inverse PCR法）[2]．

Epstein-Barrウイルス（EBV）感染細胞のクローン性の検出法は，EBV自体はゲノムには組み込まれませんが，EBVがエピソームにおいて環状構造をとる際に，多クローン性細胞であればterminal repeatの長さが多様となり，単クローン性の細胞内にある場合は長さが維持されることを利用したサザンブロット法があります．この方法では，terminal repeat領域のプローブを用いることにより，ゲノム遺伝子ではなく，EBVのDNAを対象としてサザンブロット法を行い，EBV感染細胞が単クローン性かどうかを評価します．

d 遺伝子変異

　悪性リンパ腫では，それぞれの病型ごとに特徴的な遺伝子異常のパターンは存在するものの，遺伝子異常は病型間でしばしば重複することから，病型間の臨床病態の差がどのようにして生み出されるかについては，依然明確であるとはいえません．しかし従来より知られる染色体転座に加え，いくつかの遺伝子変異が特定のリンパ腫病型と密接にかかわることが報告されており，診断において重要な情報となると考えられます．

　BRAF の活性化型変異である V600E は，悪性黒色腫や甲状腺乳頭癌など種々の悪性腫瘍で知られる異常ですが，B 細胞腫瘍では有毛細胞白血病（HCL）に高率で認められることが知られています[3]．他の B 細胞リンパ腫にはほとんど存在せず疾患特異性が高いことから，本変異の検出は HCL の診断に有用と考えられます．

　また，脾辺縁帯リンパ腫（SMZL）では，全ゲノムシーケンスの解析により，約 25％ に *Notch2* の機能獲得型変異が認められることが報告されています[4]．

　マクログロブリン血症/リンパ形質細胞性リンパ腫の症例においては，*MYD88* の L265P 変異が約 9 割と極めて高率に存在することが報告されています[5]．この異常は IgM 型の単クローン性高ガンマグロブリン血症でも認められ，何らかの機序で分泌型 IgM 産生 B 細胞のクローン性増殖に関与すると推測されます．

　一方，T 細胞リンパ腫での病型特異的な遺伝子異常は，まだあまり多くは知られていませんが，血管免疫芽球性 T 細胞リンパ腫（AITL）において *RHOA* G17V の異常が高い特異性で認められ，それらの症例では腫瘍形成に先行して血液細胞のレベルで *TET2* 変異を有していることが報告されています[6]．

> **レベルアップのために**
>
> 　病型特異的な遺伝子変異をもつ細胞が検体中に少数しか含まれなくても，高感度に検出する遺伝子解析技術が進んでいます．また，*BRAF* V600E などの特異的変異は，病理組織の免疫染色でも検出できる抗体が開発されています．

まとめ

　悪性リンパ腫の遺伝子再構成検査は，他の検査でリンパ腫の診断が難しいときに，決定打となる可能性のある重要な検査です．しかし，結果の誤った解釈を避けるために，原理をよく理解し，長所と短所を知っておく必要があります．リンパ腫に特徴的な遺伝子異常についても近年情報が増えてきており，今後補助検査として実臨床で広く応用されるようになることが期待されます．

文 献

1) van Dongen JJ et al：Design and standardization of PCR primers and protocols for detection of clonal immunoglobulin and T-cell receptor gene recombinations in suspect lymphoproliferations：report of the BIOMED-2 Concerted Action BMH4-CT98-3936. Leukemia **17**：2257-2317, 2003
2) Ohshima K et al：Clonal integration and expression of human T-cell lymphotropic virus type I in carriers detected by polymerase chain reaction and inverse PCR. Am J Hematol **54**：306-312, 1997
3) Tiacci E et al：BRAF mutations in hairy-cell leukemia. N Engl J Med **364**：2305-2315, 2011
4) Kiel MJ et al：Whole-genome sequencing identifies recurrent somatic NOTCH2 mutations in splenic marginal zone lymphoma. J Exp Med **209**：1553-1565, 2012
5) Treon SP et al：*MYD88* L265P somatic mutation in Waldenström's macroglobulinemia. N Engl J Med **367**：826-833, 2012
6) Sakata-Yanagimoto M et al：Somatic RHOA mutation in angioimmunoblastic T cell lymphoma. Nat Genet **46**：171-175, 2014

Ⅰ章　総論

セミナー6

リンパ節スタンプ標本の見方

> **セミナーの要点**
> - リンパ節スタンプ標本は転移癌との鑑別に重要であり，転移癌の場合，フローサイトメトリー（FCM）や遺伝子再構成の検索などの不要な検査項目を省くことができる．
> - 細胞の重積性や結合性，粘液の存在などは癌を疑う重要な根拠となる．
> - lymphoglandular bodies の存在はリンパ球系細胞に特徴的な所見である．
> - スタンプ標本の所見に加えて，FCM の結果や臨床所見を組み合わせることで病理組織型の推定も可能となる．

a　リンパ節スタンプ標本の意義

　リンパ節スタンプ標本を行う意義として最も重要な点は転移癌との鑑別です．転移癌であった場合，フローサイトメトリー（FCM）や遺伝子再構成などの検査を省略することができます．また，スタンプ標本の所見に加えて，臨床所見や FCM の結果を合わせることで病理組織型の推定も可能であり，治療を進めるうえでも役立ちます．そのため診断・治療を円滑に進めるための有益な補助検査の1つといえます．

b　リンパ節スタンプ標本の観察のポイント

1）転移癌との鑑別

　転移癌は上皮性悪性腫瘍なので上皮結合をもっています．そのため，しばしば重積した集塊で出てくることが特徴の1つになります（図1a）．また小細胞癌などの未分化な腫瘍では，腫瘍細胞が裸核状となり，核と核が接着するような（「木目込み細工」様）配列を示します（図1b）．また，腺癌の多くは粘液をもつため，粘液の存在はリンパ腫を否定する重要な所見になります（図2）．

2）lymphoglandular bodies の存在（図3）

　lymphoglandular bodies は，リンパ球系細胞の細胞質が断片化したものであり，リンパ球系細胞に特徴的な所見です．そのため転移癌とリンパ腫との鑑別に悩むような症例であっても，背景に lymphoglandular bodies が認められた場合はリンパ腫を支持する重要な所見となりま

I章　総論

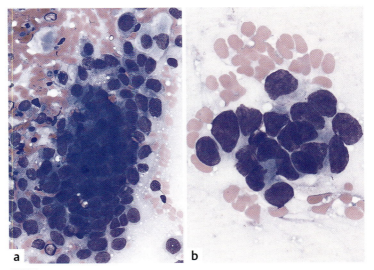

図1　転移癌の細胞像
a：細胞境界は不明瞭で不規則重積性を示している．
b：裸核状の細胞が，核と核が接着するような（「木目込み細工」様）配列を示している．

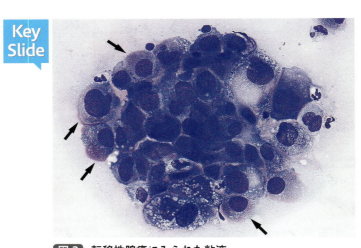

図2　転移性腺癌にみられた粘液
細胞質内もしくは細胞質辺縁が赤く染まっており（矢印），粘液の存在がうかがえる．

す．ただし，この lymphoglandular bodies は反応性のリンパ節（とくに胚中心）でも認められるので，良悪性の鑑別の指標にはなりません．

3）低悪性度リンパ腫と反応性リンパ過形成（RLH）との鑑別（図4）

　低悪性度リンパ腫では中等大の大きさのリンパ腫細胞が単調に出現するのに対して，反応性リンパ過形成（reactive lymphoid hyperplasia：RLH）では，胚中心が存在するため小型から大型までのさまざまな大きさのリンパ球が出現し多彩な像を示します．また，tingible body macropahge の出現も RLH を示唆する重要な所見です．

セミナー6．リンパ節スタンプ標本の見方

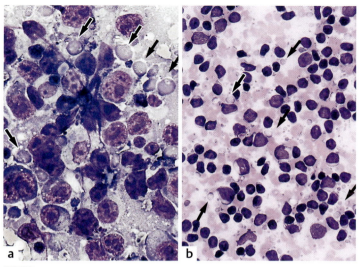

図3　lymphoglandular bodies
a：びまん性大細胞型B細胞リンパ腫，b：反応性リンパ過形成．
いずれにも背景には細胞質が断片化したlymphoglandular bodies（矢印）が認められる．

Key Slide

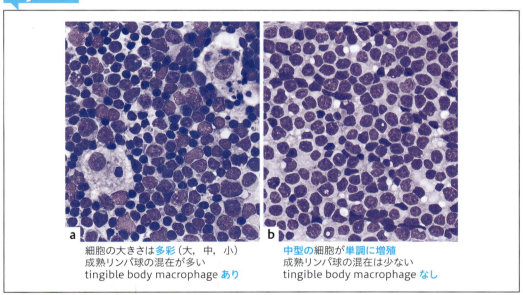

細胞の大きさは**多彩**（大，中，小）
成熟リンパ球の混在が多い
tingible body macrophage **あり**

中型の細胞が**単調に増殖**
成熟リンパ球の混在は少ない
tingible body macrophage **なし**

図4　反応性リンパ過形成（a）と濾胞性リンパ腫（b）

ワンポイントレクチャー

　通常，tingible body macrophageは胚中心の中に存在しているため，tingible body macrophageの出現は胚中心の存在，すなわち反応性リンパ過形成（RLH）を示唆する所見となります．

I章　総論

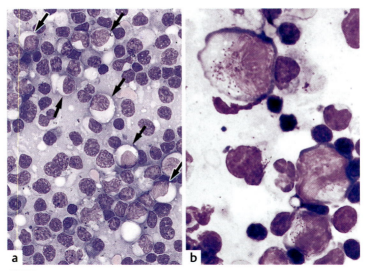

図5 血管免疫芽球性T細胞リンパ腫（a）とNK/T細胞リンパ腫（b）
a：血管免疫芽球性T細胞リンパ腫では淡明な胞体をもつclear cell（矢印）が認められる．このような細胞が認められた場合は，フローサイトメトリー（FCM）でCD10とT細胞マーカーを組み合わせると診断に有用な情報を得ることができる．
b：NK/T細胞リンパ腫の細胞質内にはアズール顆粒が認められる．アズール顆粒はゴルジ領域に集まり，顆粒の大小不同が目立っている．

4）診断特異性の高い所見

　血管免疫芽球性T細胞リンパ腫では淡明な胞体をもつ細胞（clear cell）の出現が特徴です（図5a）．このような細胞が認められたときはFCMのオーダーでCD10とT細胞マーカー（CD2やCD3など）を組み合わせることで診断精度が高まります．

　NK細胞由来のリンパ腫ではアズール顆粒の観察が重要です．とくにNK細胞由来のリンパ腫で認められるアズール顆粒は細胞傷害分子に由来するため，ゴルジ領域に集中し大小不同が目立つことが特徴でmyeloid系腫瘍との鑑別に役立ちます（図5b）．

> **レベルアップのために**
> 　標本をみる前に患者の臨床情報（年齢，性別，病変の分布や進行度，LDH，sIL-2Rなど）を確認することが重要です．リンパ腫は臨床情報からも病型をある程度推測することが可能で，スタンプ標本を観察する際にとても参考になります．

まとめ

　スタンプ標本はリンパ腫診療において検査・診断・治療を円滑に進めるための簡便な補助検査法の1つです．判定には経験も要しますが，基本パターンを習熟すればリンパ腫診療にかかわる医療従事者にとって非常に役立つ有益な検査の1つになります．

I章　総論

セミナー 7

新病期分類と治療効果判定の実際と注意点（Lugano分類）

> **セミナーの要点**
> - Lugano分類では，効果判定に加えて病期診断でもFDG-PET/CTを推奨している．
> - Lugano分類では，病期診断において骨髄検査の必要性や巨大病変あるいはB症状の付記などが変更された．
> - Lugano分類では，5-point scaleを用いて効果判定を行う．
> - FDG集積がないあるいは低い病型では，従来どおりにCTでの評価を行う．
> - FDG-PET/CTは悪性リンパ腫の病期診断と効果判定に有用な検査だが，その限界も理解しておくことが重要である．

　このセミナーでは悪性リンパ腫の新しい病期診断および効果判定基準であるLugano分類について勉強します．

a 病期診断

1）病期診断の意義

　悪性リンパ腫診療において，治療開始前に正確な病期診断を行うことは極めて重要です．予後予測（進行期ホジキンリンパ腫のInternational Prognostic Scoreや非ホジキンリンパ腫のInternational Prognostic Indexでは危険因子として病期が含まれています）や治療方針の決定に影響するだけでなく，治療開始前の正確な病変分布を把握しておくことは治療終了後の適切な効果判定に必須です．

2）Ann Arbor分類

　Ann Arbor分類は1971年に提唱されて以来，悪性リンパ腫の病期診断の基盤となっています（表1）．リンパ腫病変を節性病変（リンパ節・リンパ組織の病変）と節外病変（それ以外の病変）に分けて評価します．なお，ワルダイエル咽頭輪，胸腺および脾臓はリンパ組織として節性病変と扱います．また，Ann Arbor分類では節外病変を「E」と付記します．胸水や腹水などの体液貯留を認めた場合，細胞診などでリンパ腫浸潤が確認されているもののみを病変と認定します（検査で陰性あるいは未検の場合は病変としません）．リンパ腫に関連する全身症状として「A（全身症状なし）」と「B（全身症状あり）」のいずれかを付記します．B症状とは，

I章 総論

表1 Ann Arbor 分類

I	単独リンパ節領域の病変（I） または節性病変を欠く単独の節外臓器あるいは部位の限局性病変（IE）
II	横隔膜の同側にある2つ以上のリンパ節領域の病変（II） または節性病変およびその節性病変に関連している節外臓器または部位の限局性病変で，横隔膜の同側にあるその他のリンパ節領域の病変の有無は問わない（IIE）
III	横隔膜の両側にあるリンパ節領域の病変（III） さらに節性病変と関連する節外病変を有する（IIIE），脾臓病変を伴う（IIIS）あるいはその両者を伴う（IIIES）
IV	1つ以上の節外臓器へのびまん性または播種性病変で，関連する節性病変の有無を問わない または所属リンパ節病変を欠く単独の節外病変であるが，遠隔部位の病変を併せもつ場合．肝臓・骨髄・脳脊髄液のあらゆる病変，あるいは肺の結節性病変

表2 Ann Arbor 分類と Lugano 分類との主な変更点

主な変更点	主な変更内容
リンパ節病変の評価	腫瘍径によらず，FDG 集積を認めるリンパ節を病変と評価する．
骨髄病変の評価	ホジキンリンパ腫：病期診断のために PET が施行されていれば，骨髄検査は不要（陰性なら骨髄浸潤なし，陽性ならIV期と判定）． びまん性大細胞型 B 細胞リンパ腫：病期診断で施行された PET で，骨または骨髄に FDG 集積を認めた場合には骨髄検査は不要（それのみでIV期）．PET で骨または骨髄に FDG 集積を認めなかった場合は骨髄検査を施行する． その他の病型：従来どおりに骨髄検査を施行する（PET 施行の有無によらず骨髄検査は省略できない）．
脾病変の評価	FDG 集積を認める場合は病変とする． 頭尾方向の計測で 13 cm 以上の腫大を認める場合も病変とする．
肝病変の評価	FDG 集積を認める場合は病変とする．
巨大病変の扱い	X は記載せず，最大径を付記する．最大腫瘍径の計測には CT を用いる．
B 症状の付記	ホジキンリンパ腫のみ A または B を付記する． 非ホジキンリンパ腫では付記不要．
E 病変の付記	限局期にのみ適用する．進行期では E を付記しない．
FDG-avid な病型の定義	慢性リンパ球性白血病/小リンパ球性リンパ腫，リンパ形質細胞性リンパ腫，辺縁帯リンパ腫および菌状息肉症以外のすべての病型を FDG-avid とする．なお，FDG-avid ではないこれらの病型も transformation をきたした場合はその限りでない．

発熱（38℃以上の原因不明の発熱），盗汗（寝具を替えなければならないほどのずぶ濡れになる汗），体重減少（診断前 6 ヵ月以内に 10% 以上の原因不明の体重減少）のいずれか 1 つ以上を認める場合に該当します．また，巨大病変（bulky 病変）は病期の後に「X」を付記します．Ann Arbor 分類では，立位胸部単純 X 線撮影で縦隔病変の最大横径が最大胸郭径の 1/3 以上である場合，あるいは 10 cm を超える縦隔以外の病変を巨大病変と定義しています．

3）Lugano 分類

Lugano 分類は病期診断に積極的に FDG-PET/CT 検査を導入した新しい基準です[1]．悪性リンパ腫では病型によって FDG（fluorodeoxy glucose）の集積程度や頻度が異なることが知られていますが，Lugano 分類では慢性リンパ球性白血病/小リンパ球性リンパ腫，リンパ形質細胞性リンパ腫，辺縁帯リンパ腫および菌状息肉症以外の病型を FDG-avid lymphoma としました．Ann Arbor 分類との主な変更点を表2 に示します．

表3 5-point scale

Score	FDG-PET/CT 所見
1	集積なし
2	集積があるが縦隔の集積と同等以下
3	集積が縦隔よりも高いが,肝臓と同等以下
4	集積が肝臓の集積よりもやや高い
5	集積が肝臓よりもかなり高い かつ/または 新たな集積を認める
X	リンパ腫とは関連が低いと思われる新たな部位への集積

表4 Lugano 分類の効果判定基準（PETの部分のみ抜粋）

Response	FDG-PET/CT 所見
CR（完全奏効）	● complete metabolic response (CMR) ● リンパ節または節外病変　Score 1, 2, 3 　かつ ● 新規病変なし 　かつ ● FDG-avid のリンパ腫の場合は骨髄の FDG 集積なし
PR（部分奏効）	● partial metabolic response (PMR) ● リンパ節または節外病変　Score 4, 5 で baseline より改善 　かつ ● 新規病変なし 　かつ ● baseline より改善していれば正常骨髄の uptake よりも高い uptake の残存があってもよい
No response/ SD（不変）	● no metabolic response (NMR) ● リンパ節または節外病変 ● 化学療法終了時または中間評価で Score 4, 5 で baseline から有意な変化がない 　かつ ● 新規病変なし 　かつ ● 骨髄の uptake が baseline から変化がない
PD（増悪）	● progressive metabolic disease (PMD) ● リンパ節または節外病変 ● 化学療法終了時または中間評価で Score 4, 5 で baseline より増悪している 　または ● 新たな FDG uptake を認める 　かつ ● 骨髄の uptake が baseline から変化がない

b 効果判定

　悪性リンパ腫の効果判定基準には，2007年に提唱された revised response criteria から FDG-PET/CT が導入されていました[2]．ただし，この際はホジキンリンパ腫およびびまん性大細胞型B細胞リンパ腫のみで FDG-PET/CT による効果判定を推奨されていました．Lugano 分類では表2で示した FDG-avid な病型において，5-point scale[3]（表3）による FDG-PET/CT を用いた治療終了後の効果判定基準（表4）が提唱されました[1]．

ワンポイントレクチャー

病期診断で施行したPETを生検に役立てる

緩徐に進行するリンパ節腫脹を主訴に受診し，低悪性度B細胞リンパ腫が疑われる患者で，FDG-PET/CTを施行してFDG集積が異なる（とくに他の病変と比較して突出して集積が強い部位）病変を認めた場合，組織学的形質転換が確認されることがあるため，生検部位決定の参考となることがあります．

ワンポイントレクチャー

PETの偽陽性・偽陰性に注意する

腸管にFDG集積を認めた場合，大腸内視鏡検査を施行すると大腸癌や大腸腺腫が発見されることがあります．またPETではリンパ腫の胃病変の偽陰性率が高いことが報告されています．
このように「PET陽性＝リンパ腫病変」とは限りませんし，PETにも得手不得手があることを認識し，PET検査のみを過信しないように留意してください．これは病期診断の際だけでなく，効果判定時あるいは再発疑い時にも該当します．とくに，PET陽性所見のみをもって再発と診断してはいけません．原則として生検によって再発を診断することが強く勧められます．

レベルアップのために

中間PETとフォローアップPETについて

病期診断あるいは最終の治療効果判定以外に，治療途中の治療反応性を確認するために施行するPET検査のことを「中間PET（nterim PET）」と呼びます．中間PETが最も臨床導入されているのは進行期ホジキンリンパ腫です．ただし，限局期ホジキンリンパ腫やその他の病型において，中間PET結果による治療変更を推奨する根拠は今のところ存在しません．また，治療終了後のフォローアップとしてPETを施行することは推奨されません．

まとめ

Lugano分類は，病期診断と効果判定に積極的にFDG-PET/CTを導入した新しい基準であり，今後は臨床試験および実地診療でも広く用いられると思われます．一方でPET所見のみを過信して適切な診察や他疾患の除外を怠ると，患者さんへの不利益につながる懸念があります．また，効果判定で用いる5-point scaleはいまだに習熟されているとはいえないため，臨床医は核医学医（読影医）ともよく連携することが重要です．

文献

1) Cheson BD et al：Recommendations for initial evaluation, staging and assessment of Hodgkin and non-Hodgkin lymphoma：the Lugano Classification. J Clin Oncol 32：3059-3068, 2014
2) Cheson BD et al：Revised response criteria for malignant lymphoma. J Clin Oncol 25：579-586, 2007
3) Barrington SF et al：Role of imaging in the staging and response assessment of lymphoma：consensus of the International Conference on Malignant Lymphomas Imaging Working Group. J Clin Oncol 32：3048-3058, 2014

II章 各論

A
病理診断入門

II章 各論-A. 病理診断入門

セミナー8

低悪性度 B 細胞リンパ腫，マントル細胞リンパ腫

> ### セミナーの要点
> - 低悪性度リンパ腫は非ホジキンリンパ腫全体の 40～50％を占める．
> - 頻度が高い低悪性度リンパ腫は濾胞性リンパ腫，MALT リンパ腫，マントル細胞リンパ腫である．
> - マントル細胞リンパ腫の腫瘍細胞は小または中型であるが，その臨床的態度は急速進行性（アグレッシブ）である．
> - 解析技術の進歩により近年，多くの遺伝子異常が報告され，低悪性度リンパ腫の理解・分類が進みつつある．

WHO 分類の改訂ポイント

1. 濾胞性リンパ腫関連
- 精巣濾胞性リンパ腫（testicular follicular lymphoma）：CD10⁺，BCL2⁻，*BCL2* 遺伝子再構成陰性の特異な節外性亜型として認識．grade 3A が多いが，予後良好．
- 胚中心限局型濾胞性腫瘍症（*in situ* follicular neoplasia）：CD10 と BCL2 を強発現し，*BCL2* 遺伝子再構成陽性を示す．低進展リスクを考慮し，*in situ* follicular lymphoma から名称変更．
- 十二指腸型濾胞性リンパ腫（duodenal-type follicular lymphoma）：低進展リスクを考慮し，gastrointestinal tract follicular lymphoma から亜型として認識．
- 小児型濾胞性リンパ腫（paediatric-type follicular lymphoma）：高年齢者にも発症することを考慮し，paediatric follicular lymphoma から名称が変更され，独立疾患単位として認識．CD10⁺，BCL2⁻，*BCL2* 遺伝子再構成陰性の腫瘍で男児に多く予後良好．
- *IRF4* 再構成を伴う大細胞型 B 細胞リンパ腫（large B-cell lymphoma with *IRF4* rearrangement）：小児型濾胞性リンパ腫と鑑別すべき新しい独立疾患単位．主に小児の頭頸部に発生する限局性腫瘍で予後良好．BCL6⁺，MUM1⁺で，CD10 と BCL2 発現は 2/3 の症例で陽性．
- 原発性皮膚濾胞中心リンパ腫（primary cutaneous follicle centre lymphoma）：頭部や体幹に発生する予後良好な B 細胞リンパ腫で，BCL6⁺であるが，BCL2⁻，CD10 は一定しない．*BCL2* 遺伝子再構成の有無も一定しない．

2. マントル細胞リンパ腫関連
- 白血病性非節性マントル細胞リンパ腫（leukaemic non-nodal mantle cell lymphoma）：CCND1⁺，t(11;14)⁺であるが，CD200⁺，SOX11⁻を示し，比較的予後良好な腫瘍亜型の認識．

- マントル帯限局型マントル細胞腫瘍症（*in situ* mantle cell neoplasia）：低進展リスクを考慮し，*in situ* mantle cell lymphoma から名称変更された亜型．腫瘍はマントル帯の内側に胚中心を囲むように認められる．

3. その他の小型B細胞腫瘍関連
- 慢性リンパ球性白血病/小リンパ球性リンパ腫（chronic lymphocytic leukaemia/small lymphocytic lymphoma）：拡大し活動性の高い増殖中心を有する症例は予後不良因子．
- 単クローン性B細胞リンパ球増加症（monoclonal B-cell lymphocytosis）：十分な経過観察が不要であるモノクローナル細胞数が"low-count"症例と，病期の低い慢性リンパ球性白血病と考えられる"high-count"症例を区別．
- 有毛細胞白血病（hairy cell leukaemia）：ほとんどの症例で*BRAF* V600E 遺伝子変異陽性．
- リンパ形質細胞性リンパ腫（lymphoplasmacytic lymphoma）：多くの症例（>90％）で*MYD88* L265P 遺伝子変異陽性．

　このセミナーでは，低悪性度リンパ腫（low-grade lymphoma）の病理診断について解説します．低悪性度リンパ腫とは，小リンパ球との組織学的識別がしばしば困難な腫瘍細胞から主に構成される疾患単位を総称します．このグループに属する主な疾患単位を表1に示しますが，ここでは①濾胞性リンパ腫，②マントル細胞リンパ腫，③MALTリンパ腫（図1）を中心に解説します．慢性リンパ球性白血病/小リンパ球性リンパ腫も重要な疾患ですが，その頻度は欧米に比べ日本では低いため，詳しくは触れません．

> 👍 **ワンポイントレクチャー**
>
> **低悪性度リンパ腫（low-grade lymphoma）**
>
> 　これは基本的に病理組織学的用語であり，小型リンパ球様細胞から構成されるリンパ腫を意味します．T細胞リンパ腫の多くは予後不良のため，低悪性度リンパ腫は基本的にはB細胞腫瘍に対して用います．低悪性度B細胞リンパ腫の臨床態度は多くの場合で緩徐進行性（インドレント）ですが，マントル細胞リンパ腫のように，臨床態度が急速進行性（アグレッシブ）なリンパ腫もあるので注意を要します．"低悪性度リンパ腫"はマントル細胞リンパ腫を除く小型B細胞腫瘍を示す用語として使われていますが，場合によっては"小型B細胞リンパ腫"という用語のほうが誤解を避けるにはよいと思われます．多発性骨髄腫は，臨床的な特徴から，しばしば低悪性度リンパ腫とは区別して扱われます．

I. 濾胞性リンパ腫

a 概念・定義

　濾胞性リンパ腫（follicular lymphoma）は，胚中心由来のB細胞（胚中心細胞と胚中心芽細胞）より構成される腫瘍で，診断には腫瘍組織の少なくとも一部で濾胞様結節を形成していることが必要です．欧米諸国における発生頻度は約20％で，以前は低かった日本における発生頻度もこの数字に近づきつつあります．本腫瘍は通常，中高齢者に発症し，やや女性に多い傾

表1 低悪性度リンパ腫の免疫染色マーカーおよび代表的遺伝子異常

	FL	MCL	MZL	CLL/SLL	LPL/WM
CD3	−	−	−	−	−
CD5	−	+	−	+	−
CD10	+	−	−	−	− or +
CD20	+	+	+	+	+
CD23	+ or −	−	− or +	+	− or +
CCND1 (BCL1)	−	+	−	−	−
BCL2	+	+	+	+	+
BCL6	+	−	−	−	−
MIB1/Ki67	+*	+*	+*	+*	+*
LEF1	−	−	−	+	−
CD160	−	−#	−	+	−
CD200	−	−	−	+	+
SOX11	−	+	−	−	−
HGAL	+	−	−	−	−
LMO2	+	−	−	−	−
Stathmin	+	+	−	−	−
GCET1	+	−	−	−	−
IRTA1	−	−	+	−	−
MNDA	−	+	+	+	+
MYD88	−	−#	−#	−	+
代表的遺伝子異常	t(14;18)/ *IGH-BCL2*	t(11;14)/ *CCND1-IGH*	t(11;18)/ *API2-MALT1*	不明	*MYD88* 変異

＊：陽性率は一定しない，#：少数例が陽性
FL：濾胞性リンパ腫，MCL：マントル細胞リンパ腫，MZL：辺縁帯リンパ腫，CLL/SLL：慢性リンパ球性白血病/小リンパ球性リンパ腫，LPL/WM：リンパ形質細胞性リンパ腫/ワルデンシュトレームマクログロブリン血症
（Zhang X et al：Arch Pathol Lab Med **138**：1666-1672, 2014 を参考に筆者作成）

向があります．大半の症例はリンパ節性腫瘍です．多くは，診断時に臨床病期がすでに進行しています．短期的な患者予後は良好ですが，患者は治療による寛解と再発を繰り返し，長期的な予後はよくありません．

b 組織学的所見

濾胞性リンパ腫組織（図2a, c, e, g）を顕微鏡で観察すると，顕微鏡弱拡大では大小さまざまの胚中心に類似する結節状構造が，リンパ節の周辺に加え中心にも密に増生する像を認めます（図2a）．これらの腫瘍性濾胞は，正常の胚中心と異なり結節の境界は不明瞭で，多くの症例でマントル帯は非薄化または消失し，細胞構成の極性は失われています（図2c）．

顕微鏡の拡大率を上げると，胚中心由来のB細胞（胚中心細胞と胚中心芽細胞）の増生が認められます．これらの細胞の比率や増殖のパターンにより本腫瘍の悪性度は評価されます（表2）．核破砕物を貪食したマクロファージ（tingible body macrophage）の数は少なくなっています（図2c）．正常の胚中心と同様に濾胞性リンパ腫では濾胞樹状細胞の密なネットワーク形成が認められ，これはCD21もしくはCD23の免疫染色を施すことで確認できます．

濾胞性リンパ腫の最も重要な鑑別診断は反応性濾胞過形成（表3，図2b, d, f, h）ですが，後

セミナー8．低悪性度B細胞リンパ腫，マントル細胞リンパ腫

Key Slide

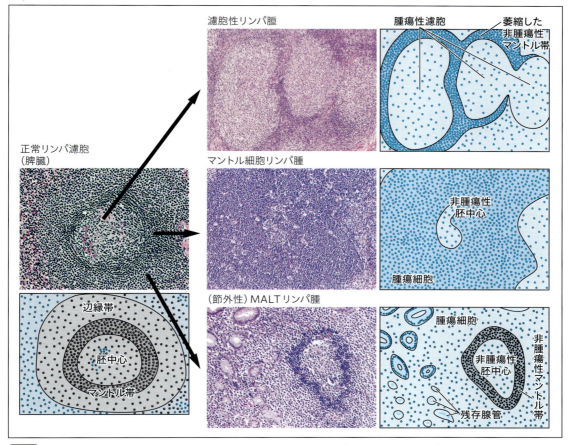

図1 反応性（正常）濾胞と濾胞性リンパ腫，マントル細胞リンパ腫，MALTリンパ腫の組織学的対応
反応性（正常）濾胞は内から，胚中心，マントル帯，濾胞辺縁帯から構成される．濾胞性リンパ腫は胚中心が，マントル細胞リンパ腫はマントル帯が，MALTリンパ腫は辺縁帯構造がそれぞれ増生した組織像を呈する．

者では多くの場合，いろいろなサイズを示す明瞭な濾胞がリンパ節の辺縁に認められます（図2b）．胚中心では極性がみられ（胚中心が暗帯と明帯とに分かれること）（図2b, d），核片を貪食するマクロファージが目立ち，さまざまな細胞の浸潤がみられます（図2d）．

C 免疫表現型・遺伝子異常

　濾胞性リンパ腫細胞は，CD19, CD20, CD79aなどのB細胞系マーカーに陽性，CD2, CD3などのT細胞系マーカーに陰性，胚中心マーカーであるCD10（図2e），BCL6に陽性となります．CD5, CCND1, SOX11は陰性です．濾胞性リンパ腫では胚中心B細胞（腫瘍細胞）が抗アポトーシス分子であるBCL2陽性を示します（図2g）．これは，t(14;18)転座により*BCL2*遺伝子が*IGH*遺伝子のエンハンサーの影響を受け，恒常的に発現することが腫瘍発生の原因と考えられています．しかしBCL2は他の低悪性度B細胞リンパ腫やT細胞リンパ腫でも発現がみられるため，他の腫瘍との鑑別には役に立ちません．またBCL2発現は多くの低悪性度濾胞性リンパ腫において陽性ですが，高悪性度濾胞性リンパ腫ではCD10と同様，

Ⅱ章 各論-A. 病理診断入門

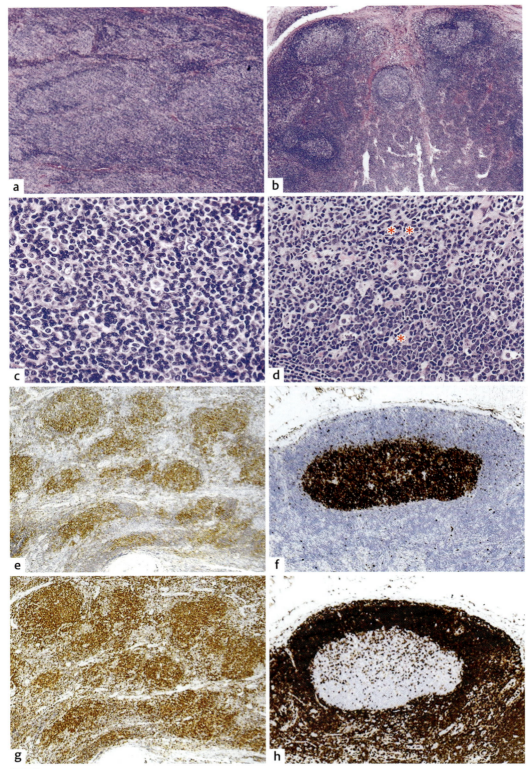

図2 濾胞性リンパ腫と反応性濾胞過形成の病理学的鑑別
濾胞性リンパ腫（a, c, e, g）ではCD10⁺細胞（e）がBCL2⁺（g）を示す．これに対して反応性濾胞過形成（b, d, f, h）ではCD10⁺細胞（f）がBCL2⁻（h）を示す．組織所見の詳細については本文参照．＊：暗帯，＊＊：明帯．胚中心に散在するBCL2⁺小型細胞（h）は主にT細胞であり腫瘍細胞ではない．

表2　濾胞性リンパ腫の悪性度評価（grading）・増殖形式

grading	定　義
grade 1-2（低悪性度）	胚中心芽細胞　0～15/40 倍視野
1	胚中心芽細胞　0～5/40 倍視野
2	胚中心芽細胞　6～15/40 倍視野
grade 3	胚中心芽細胞　＞15/40 倍視野
3A	胚中心細胞が残存
3B	胚中心芽細胞のシート状増殖
報告パターン	濾胞パターンの割合
Follicular	＞75％
Follicular and diffuse	25～75％
Focally follicular	＜25％
Diffuse	0

grade 1 と 2 の間には臨床的に予後に差がないため，grade 1-2 という表記も認められている．grade 3A と 3B との間で臨床的，分子生物学的な差があるので，この区別は重要である．

表3　反応性濾胞過形成と濾胞性リンパ腫の鑑別点

鑑別点		反応性濾胞過形成	濾胞性リンパ腫
構造の特徴	リンパ節構造	保存	消失
	濾胞の配置	皮質周辺	皮質，髄質両方に認められる
	濾胞のサイズ・形	違いが大きい	比較的均一
	濾胞の周辺	明瞭	やや不明瞭
	リンパ節被膜と周囲脂肪組織	細胞浸潤なし	細胞浸潤あり
細胞の特徴	濾胞内細胞の種類	多種類の細胞	多数の腫瘍細胞
	細胞極性（分布）	しばしば明帯・暗帯がある	極性はない
	核異型	弱い	比較的強い
	貪食像	多い	少ない
	分裂像	多い	少数，ときに異型分裂像
	濾胞間	炎症性細胞	腫瘍細胞浸潤
免疫染色	胚中心 B 細胞	$CD10^+$，$BCL2^-$	多くの症例で $CD10^+$，$BCL2^+$ 高悪性度腫瘍ではしばしば $CD10^-$ and/or $BCL2^-$

しばしば陰性となるので注意が必要です．その他，濾胞性リンパ腫診断に有用と思われるマーカーがいくつか報告されています（表1）．反応性濾胞では B 細胞は CD10 陽性（図2f），BCL2 陰性（図2h）を示し，この所見が反応性濾胞と濾胞性リンパ腫の鑑別に極めて重要です．

> **レベルアップのために**
>
> **濾胞性リンパ腫の亜型・病態**
>
> ① **精巣濾胞性リンパ腫（testicular follicular lymphoma）**
>
> 　小児に多くみられ，組織学的悪性度は高く（通常 grade 3A），BCL2 遺伝子再構成は認められません．外科的切除の後，追加治療をしなくとも良好な予後が期待できます．
>
> ② **胚中心限局型濾胞性腫瘍症（in situ follicular neoplasia）**
>
> 　リンパ性組織の反応性胚中心の一部に，単一の細胞増殖を示す $CD10^+$，$BCL2^+$ のリンパ性病変がまれに認められることがあります．"in situ 濾胞性リンパ腫"と以前呼ばれていましたが，現在では"胚中心限局型濾胞性腫瘍症"と呼称されています．通常の濾胞性リンパ腫に進展することはまれですが，すでに IGH-BCL2 遺伝子再構成に加えて他の遺伝子異常も獲得しています．
>
> ③ **十二指腸型濾胞性リンパ腫（duodenal-type follicular lymphoma）**
>
> 　肉眼的に白色小顆粒状隆起を呈するこの腫瘍は，胚中心限局型濾胞性腫瘍症や MALT リンパ腫に類似した特徴を有する濾胞性リンパ腫で，他の消化管濾胞性リンパ腫との区別が必要です．患者は非常に良好な予後を示します．
>
> ④ **びまん性濾胞性リンパ腫（diffuse follicular lymphoma）**
>
> 　主にびまん性増殖を示し，BCL2 遺伝子再構成陰性のリンパ腫で，鼠径部に多くみられ大きな腫瘤を形成しますが，全身への進展はまれです．$CD10^+$，$CD23^+$，$BCL2^{+/-}$ の免疫形質を示します．

> **レベルアップのために**
>
> **小児型濾胞性リンパ腫と IRF4 再構成を伴う大細胞型 B 細胞リンパ腫**
>
> 　小児型濾胞性リンパ腫は 20 歳以下の男性に好発し，リンパ節，扁桃，精巣などに認められるまれな腫瘍です．組織学的には腫瘍細胞の異型は強く，増殖性の高い大きな腫瘍性濾胞を呈します．BCL2 遺伝子再構成は認められませんが，BCL2 蛋白は少数の症例で発現しています．腫瘍は限局性で，腫瘍摘除により治療され予後はよいとされています．治療法や予後が異なるため，通常の高悪性度濾胞性リンパ腫との鑑別は重要です．
>
> 　小児型濾胞性リンパ腫と類似する腫瘍として，IRF4 再構成を伴う大細胞型 B 細胞リンパ腫が独立疾患単位として記載されました．成人や小児に発生する高悪性度の B 細胞リンパ腫ですが，ワルダイエル咽頭輪や頸部リンパ節に認められます．臨床病期は低い症例が多く，予後は良好です．BCL2 や CD10 に加えて，IRF4/MUM1 が陽性です．

II. マントル細胞リンパ腫

a 概念・定義

　マントル細胞リンパ腫（mantle cell lymphoma）の腫瘍細胞は小型～中型の大きさを示す B 細胞で，病理診断上重要なことは，多くの症例で Cyclin D1（CCND1）陽性を示すことです．本リンパ腫は，中高齢の男性に多く発症します．日本におけるマントル細胞リンパ腫の頻度は非ホジキンリンパ腫の約 3％ですが，欧米では頻度はやや高いようです（3～10％）．

　病変部位として最も多いのはリンパ節ですが，脾，骨髄，末梢血（白血化）にもときに認められます．節外病変としては消化管，扁桃，肺が侵されやすく，多発性リンパ腫様ポリポーシ

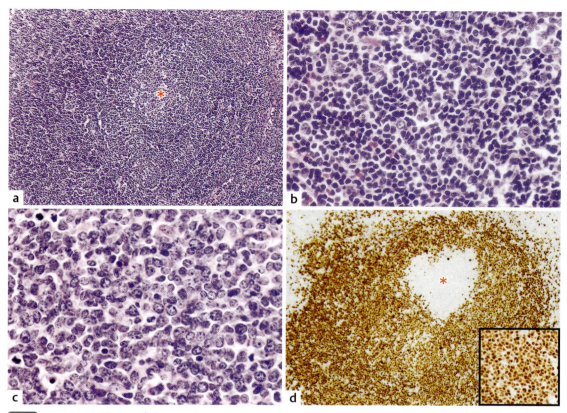

図3 マントル細胞リンパ腫
a：弱拡大．非腫瘍性の胚中心の周囲に腫瘍細胞が増生する．
b：小型～中型の腫瘍細胞が単調に増生する．
c：マントル細胞リンパ腫多形バリアント．腫瘍細胞の核は腫大し，核小体が目立つ．
d：Cyclin D1（CCND1）免疫染色．残存する非腫瘍性の胚中心は陰性であるが，周囲の腫瘍細胞は陽性を示す．シグナルは核に陽性を示す（挿入図）．
＊：残存する非腫瘍性胚中心

スの多くはマントル細胞リンパ腫です．診断時，ほとんどの患者は病期ⅢまたはⅣ期を呈し，しばしば末梢血に腫瘍細胞浸潤が認められます．本腫瘍は組織学的には低悪性度リンパ腫に属しますが，他の低悪性度リンパ腫と違い，臨床病態は急速進行性（アグレッシブ）です．いろいろな治療法が行われていますが，残念ながら患者予後は一般に不良です．

b 組織学的所見

典型的なマントル細胞リンパ腫では腫瘍細胞は，境界不明瞭な結節状（図3a），びまん性，まれに濾胞様増殖パターンを呈して単調に増殖しています．萎縮した胚中心が残存することもあります（図3a の＊部分）．腫瘍細胞の大きさは小型～中型で，核は軽度から高度にくびれており，胚中心細胞（centrocyte）に類似しています（図3b）．核クロマチンはわずかに粗いですが，核小体は目立ちません．他の低悪性度 B 細胞リンパ腫でしばしば散在性に観察される胚中心芽球，免疫芽球などは通常認められず，増殖中心も形成されません．

マントル細胞リンパ腫では組織学的 grade 分類はしませんが，分裂像や Ki67 陽性細胞で推

定される腫瘍増殖能が高い場合（＞30％），患者予後はよくないと考えられています．以下の形態学的バリアントが提唱されています．①類芽球型（リンパ芽球に類似し，分裂像が多い），②多形型（細胞は大型で多形性を示し，核小体が目立つ，図3c），③小細胞型（小型円形の核をもつ腫瘍細胞が優位を占める），④類辺縁帯型（辺縁帯B細胞や単球様B細胞に類似）．

c 免疫表現型・遺伝子異常

　マントル細胞リンパ腫の腫瘍細胞は，CD19，CD20，CD79aなどのB細胞系マーカーに陽性，CD2，CD3などのT細胞系マーカーに陰性，胚中心マーカーであるCD10，BCL6に陰性です．CD5陽性，CCND1（BCL1）陽性（図3d），SOX11陽性を示すことは病理診断上，非常に重要です．慢性リンパ球性白血病でしばしば陽性になるCD23は陰性です．CD21染色などを行うと，濾胞樹状細胞の粗い網目構造が認められます．類芽球型や多形型などではCD5陰性，CD10陽性，BCL6陽性などの非定型的な発現がときに認められます．

　t(11;14)/*CCND1-IGH*はほとんどのマントル細胞リンパ腫症例で認められ，極めて重要な遺伝子変異です．濾胞性リンパ腫における機序と同様に，t(11;14)転座により*CCND1*遺伝子が*IGH*遺伝子のエンハンサーの影響を受け，恒常的に発現することが腫瘍発生の原因と考えられています．*CCND1*遺伝子と免疫グロブリン軽鎖遺伝子との転座も報告されています．

👍 ワンポイントレクチャー

Cyclin D1（CCND1）陰性マントル細胞リンパ腫

　CCND1発現やt(11;14)が陰性ですが，他の臨床病理学的特徴は典型的なマントル細胞リンパ腫と変わらない腫瘍がまれに存在します．このリンパ腫では*CCND2*遺伝子再構成との関連が深いと考えられています．通常のマントル細胞リンパ腫と同様，SOX11はこれらの症例にも発現しているので，病理診断に有用です．

🏃 レベルアップのために

良好な予後を示すマントル細胞関連腫瘍

　少数ですが，予後のよいマントル細胞リンパ腫またはマントル細胞リンパ腫関連腫瘍が存在します．
①白血病性非節性マントル細胞リンパ腫はやや小型で，体細胞変異陽性，SOX11陰性，非節性を示し，腫瘍細胞は通常，末梢血，骨髄，脾臓に認められます．
②マントル帯限局型マントル細胞腫瘍症（*in situ* mantle cell neoplasia）は，一見正常なリンパ濾胞のマントル帯内側に少数のCCND1陽性腫瘍細胞を認めます．この腫瘍も進展はまれで，保存的な治療方針が望まれます．

III. MALTリンパ腫

a 概念・定義

　粘膜関連リンパ組織節外性辺縁帯リンパ腫（MALTリンパ腫）[extranodal marginal zone

セミナー8. 低悪性度B細胞リンパ腫，マントル細胞リンパ腫

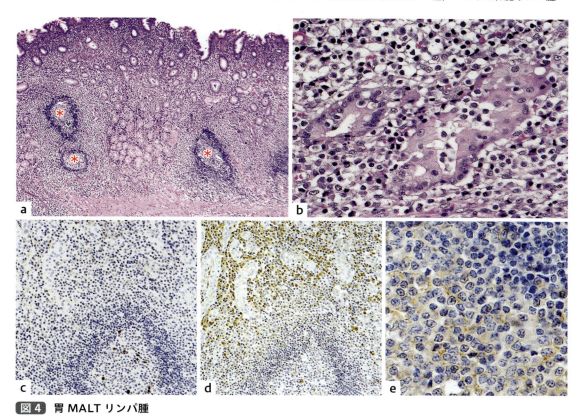

図4 胃MALTリンパ腫
腫瘍細胞は残存する反応性リンパ濾胞（＊）の周囲に増生する（a）．腫瘍細胞は上皮に浸潤しリンパ上皮性病変（LEL）を形成する（b）．本症例の腫瘍細胞は形質細胞分化を示し，免疫グロブリンκ鎖（c）陰性，λ鎖（d）陽性である．濾胞周囲の腫瘍細胞はIRTA1に陽性を示す（e）．

lymphoma of mucosa-associated lymphoid tissue（MALT lymphoma）］は粘膜関連リンパ組織に発生する節外性の低悪性度B細胞リンパ腫で，慢性炎症が腫瘍発生に深く関与しています．MALTリンパ腫は全悪性リンパ腫の約10％を占め，びまん性大細胞型B細胞リンパ腫に次いで2番目に頻度の高いリンパ腫です．

　MALTリンパ腫の発生部位で最も多いのは胃で，症例の約40％を占めます．次いで眼付属器，皮膚，肺，唾液腺などがあり，甲状腺，乳腺などにも発生します．大多数のMALTリンパ腫症例では臨床病期は低いのですが，骨髄浸潤を示す症例，多発病変を示す症例，M蛋白を示す症例などがあります．しかし臨床病期が進行した症例でも，長期予後は一般に良好です．胃MALTリンパ腫では約8割の症例でピロリ菌の除菌によって寛解が得られますが，t(11;18)の染色体転座や，粘膜下より深い腫瘍浸潤，リンパ節への浸潤，高い臨床病期を有する症例では除菌治療に対する反応性がよくありません．

b 組織学的所見

　腫瘍細胞は濾胞辺縁帯に認められます（図4a）が，濾胞間に広く増生する症例もあります．濾胞中心細胞類似細胞［centrocyte-like cell（CLL）］，単球様細胞（monocytoid cell），および小型リンパ球などの多彩な小型B細胞から構成され，その中に免疫芽球や胚中心芽細胞様の

大型細胞が少数混在します．上皮組織においては，腫瘍細胞はしばしば上皮に浸潤し，リンパ上皮性病変［lymphoepithelial lesion (LEL)］を形成します（図4b）．形質細胞分化を示す症例もあります（胃 MALT リンパ腫では約30％）（図4c, d）．反応性リンパ濾胞（図4a の＊部分）が残存することが多いですが，ときに腫瘍細胞が反応性リンパ濾胞内に浸潤し，濾胞内集落（follicular colonization）を形成します．これらの所見は臓器によって出現頻度が異なります．たとえば，形質細胞分化は皮膚や甲状腺の MALT リンパ腫で高率に認められます．皮膚や結膜の MALT リンパ腫では典型的な LEL を認めることはまれです．

C 免疫表現型・遺伝子異常

　MALT リンパ腫細胞は通常 IgM に陽性，CD19，CD20，CD79a などの B 細胞系マーカーに陽性，CD2，CD3 などの T 細胞系マーカーに陰性，胚中心マーカーである CD10，BCL6 に陰性です．CD5，CD23，CCND1 は通常陰性です．MALT リンパ腫には IRTA1（図4e）がしばしば陽性になりますが，これは辺縁帯細胞のマーカーであり，腫瘍性を意味するものではありません．形質細胞分化が著明な部分はしばしば CD20 が陰性化し，免疫グロブリン軽鎖染色で，軽鎖制限が観察されます（図4c, d）．

　MALT リンパ腫の代表的染色体異常として t(11;18)/API2-MALT1 が挙げられます．このキメラ型融合遺伝子は NFκB の活性化を通じて MALT リンパ腫を発生させると考えられています．その他，まれですが，t(14;18)/IGH-MALT1，t(1;14)/BCL10-IGH，t(3;14)/FOXP1-IGH などの報告があります．これらの染色体異常は臓器によってその頻度が異なり，t(11;18) は肺と胃の MALT リンパ腫で比較的高頻度にみられるのに対して，t(14;18) は眼付属器，皮膚，唾液腺症例に多くみられます．

👍 ワンポイントレクチャー
MALT リンパ腫におけるリンパ上皮性病変（LEL）
　3個以上の腫瘍細胞が上皮内浸潤を認める場合に LEL と判断しています（図4b）．上皮には少数のリンパ球や好中球などが反応性に浸潤するため，これらを LEL と判断しないことが大切です．

🏃 レベルアップのために
MALT リンパ腫とびまん性大細胞型リンパ腫
　MALT リンパ腫組織内に大型異型リンパ球が散在してみられることがしばしばありますが，それらが領域性をもって多数集簇したり，シート状に増殖巣を形成した場合，MALT リンパ腫と併存した"びまん性大細胞型リンパ腫"と診断します．病変が大型細胞から構成される場合は，MALT という母地から発生しても，LEL を示していても，"びまん性大細胞型リンパ腫"と診断されます．その意味で "high-grade MALT リンパ腫" という診断名は推奨されません．また，組織診断上，残存する胚中心の一部を大型異型細胞と誤認してしまうことがときにありますので注意が必要です．

まとめ

　本セミナーでは，WHO 分類改訂第 4 版（2017 年）の改訂点を概説するとともに，比較的頻度の高い濾胞性リンパ腫，MALT リンパ腫，マントル細胞リンパ腫について述べました．触れることのできなかった頻度の低い腫瘍については，他の成書を参考にしてください．今後，新たな遺伝子異常の報告や新規分子標的薬の登場により，既存のリンパ腫の細分類や分類の統合および新規疾患単位の認識へとつながっていくものと思われます．

文　献

1) Swerdlow SH et al（eds）：WHO Classification of Tumours of Haematopoietic and Lymphoid Tissues, revised 4th ed, IARC Press, Lyon, 2017
2) Swerdlow SH et al：The 2016 revision of the World Health Organization classification of lymphoid neoplasms. Blood **127**：2375-2390, 2016

Ⅱ章　各論-A．病理診断入門

セミナー9

びまん性大細胞型 B 細胞リンパ腫

セミナーの要点

- びまん性大細胞型 B 細胞リンパ腫（DLBCL）は全リンパ腫の 30～40％を占める最多のリンパ腫で，日本では節性と節外性とが拮抗している．節外性に発生するものはその発生臓器ごとの臨床病理学的特徴を有する．
- 胚中心に由来するものと，主として胚中心後に由来するものがあり，遺伝子発現パターンにより分けられるが，表面抗原の発現性による分類も利用可能である．両者間で患者の予後，かかわる分子基盤が異なっている．
- Epstein-Barr ウイルス（EBV）に関係した DLBCL は予後不良という特徴がある．WHO 分類第 4 版（2008 年）では年齢を示す "of the elderly" がついていたが，改訂第 4 版（2017 年）ではとることになった．一方，皮膚粘膜に出現するものには自然消退など極めて予後良好な症例群が存在する．
- EBV の関与するものには，メトトレキサートなどにより発生するものがあり，これも自然消退する症例がかなりある（医原性の免疫不全症として別に記述）．
- cMYC と BCL2 の転座がある症例はダブルヒット（double hit）症例で予後不良（→セミナー 10，11 参照）である．一方，両者を高発現している症例［ダブルイクスプレッサー（double expressor）］は double hit 症例とこれらの分子異常を示さない症例との中間に位置する予後曲線をとり，改訂第 4 版（2017 年）ではびまん性大細胞型 B 細胞リンパ腫・非特定型（DLBCL-NOS）に入れられている．

WHO 分類の改訂ポイント

- GCB 型と ABC 型に大別することが明記され，EBV 関連としては，老人性という言葉が削除された．
- 皮膚・粘膜に出現するものが新たに認識された．
- HHV8 に関係するものも確立したが，日本ではほとんど例がなく，詳細は記述しない．
- *IRF4* 再構成を示すものは大細胞型としてあるが，濾胞性に関係するものが多い．

　　びまん性大細胞型 B 細胞リンパ腫（diffuse large B-cell lymphoma：DLBCL）は最多のリンパ腫であり，経験する機会の多いものです．一次性・二次性があり，臓器による特徴，細胞由来による差異があり，その多彩さを理解しましょう．

a 概念・定義

　DLBCLは，*de novo*に発生するものと，低悪性度リンパ腫が形質転換したものがあります．また，発生臓器もリンパ節と節外臓器に発生するものがあり，非常に多岐にわたっています．発生頻度は全リンパ腫の30〜40％を占めており，洋の東西を問わず最も多いリンパ腫です．

　大細胞とは径が成熟リンパ球の2倍を超えるものと定義されており（実際上の問題はありませんが，2倍以上と記してある成書があり，これは誤りです），また組織球や腫大した内皮細胞と同等以上ともされています．これは，評価対象の固定条件がそれぞれ異なるためであり，比較対象を設けているのです．また，成書には記されていませんが，Ki67の陽性率は，ほとんど10％を超えており，"低悪性度"リンパ腫との1つの鑑別点になりうる所見です．筆者の施設は成人T細胞白血病/リンパ腫の非好発地域にありますが，B細胞リンパ腫が大体80％，T/NK細胞リンパ腫が15％，ホジキンリンパ腫は5％であり，DLBCLは全リンパ腫の37％を占めており，そのうち4割が節性，6割は節外性です．興味深いことに，この比率は全B細胞リンパ腫における節性/節外性の比率とほとんど同じです．

b 組織学的所見，免疫形質

　組織像は，大型のリンパ腫細胞がびまん性に増殖する，という非常に単純な表現をせざるを得ません．免疫形質はB細胞に特徴的なマーカーを発現していますが，汎用されるものとしてCD20，CD79aがあります．CD3をはじめとするT/NK細胞系マーカーは陰性ですが，CD5は要注意です．大体10％程度のDLBCLでは陽性であり，日本からの情報発信として予後不良とされています．この場合はCyclin D1も併せて検索する必要があり，それが核に一致して陽性の場合はマントル細胞リンパ腫の"pleomorphic variant"という診断になります．

　形質細胞への分化を示すことはまれではありませんが，ときとしてCD20陰性，CD79a陰性，CD138陽性で細胞質内のIg軽鎖が証明される場合には，高悪性度化した形質細胞腫が重要な鑑別点になります．

　ホジキンリンパ腫との中間型に属する症例群があり，CD30，CD15，CD20，CD79aなどが陽性の場合で，組織学的にホジキンリンパ腫から考える像のときには中間型とせざるを得ない場合があります．実際上，個人的には，リンパ腫細胞の半数以上がCD20を明瞭に陽性になった場合，ホジキン様のDLBCLと判定することとしています．

c WHO分類改訂第4版（2017年）の特徴

1) 胚中心B細胞型（GCB型）と活性化B細胞型（ABC型）の明確な区分

　両者がCHOP療法に代表される標準的化学療法によって予後の差が出ることは，2000年のAlizadehの論文により明確に示されました．その後，それを確認する論文が2002年にかけて次々に出され（検索方法により，両者の分子発現には論文間で差があります），WHO分類第4版（2008年）では，そのことが取り上げられています．その後，ヒト化CD20抗体薬が使用されることにより，両群間の差があるのかないのか混沌とした時期もありましたが，今では両群間に予後の差があり，胚中心B細胞（germinal centre B-cell：GCB）型は活性化B細胞

(activated B-cell：ABC) 型より5年生存割合で約20％程度予後がよいという成績が多くなっています．この両群を分けるのはgene expression arrayであるのは当然のことですが，この方法を世界標準としてあらゆる施設に求めることにはかなり無理があります．

一方，いくつかの表面抗原の発現性により，GCB型とABC型に分類する方法が提案されてきました．その嚆矢となったのはHansらのアルゴリズムです．彼らの方法はCD10，BCL6，MUM1を免疫染色で検出し，両群を区別するものです．gene expression arrayとの近似性を高めるために，ほかの分子発現を検索するものがいくつも提示されてきました．現在では，Hansの方法とgene expression arrayとは9割程度の一致率があることが判明してきました．そのため，WHO改訂第4版（2017年）では，Hansなどの免疫染色のアルゴリズムの使用を容認した内容となっています[1]．

Hansのアルゴリズムに登場する分子は，非常に特徴的です．すなわち，CD10は初期には未熟リンパ球のマーカー（CALLA）として認められていましたが，末梢リンパ組織では胚中心細胞に特徴的な抗原です．濾胞性リンパ腫でも9割程度陽性です．BCL6もこの分子をノックアウトすると胚中心が形成されないことが知られており，胚中心に特異性の高い抗原です．一方，MUM1は骨髄腫との関係が深い抗原であり，生理的条件では胚中心後から形質細胞の分化段階で高発現するものです．最近の研究の進展によりABC型とGCB型は細胞の分化段階を反映するだけでなく，GCB型ではエピジェネティックの異常（濾胞性リンパ腫でも同様の異常が認められています），ABC型ではNFκBの異常と深く関係しており，発生分子機構に大きな違いがあることが鮮明になってきました．実際に分子標的薬（BTK阻害薬）を用いると，ABC型には有効だがGCB型には無効である，というデータも出てきています[2]．分子標的薬の開発スピードは非常に速く，DLBCLの診断にGCB/ABCの記載が必須になる日は近いと感じています．

ワンポイントレクチャー

GCB型とABC型の区分については，故Lennert先生が樹立したKiel分類の根幹をなす細胞分化から起こったものでした．この考え方や両群の治療成績の差は，欧州以外，とくに米国では否定的であり，両者の分類はかなりの間，直接的比較ができない状態にありました．それが1994年のREAL分類を経て，WHO分類第3版（2001年）・第4版（2008年）が世界標準になりました．このことは研究の進展に非常に重要なことですが，結果的にKiel分類の考え方に沿うものとなったのです．Lennert先生はギムザ染色を非常に重視されており，その形態の差からリンパ球の分化成熟過程，リンパ腫の分類を組み立ててこられ，その慧眼は驚くべきものです．Lennert先生のすごいところは，たとえば皮膚のfollicular centre lymphoma（FCL）の本質を見抜いており，WHO分類第3版（2001年）では皮膚のDLBCLとされていたものが，第4版（2008年）でFCLとDLBCL, leg typeとされたことをみてもわかります．

2）cMYCとBCL2再構成，分子発現

cMYCの再構成はバーキットリンパ腫がその典型であり，BCL2再構成は濾胞性リンパ腫です．両者が加わった場合の典型は，濾胞性リンパ腫の形質転換であり，その像と分子発現はちょうどバーキットリンパ腫とDLBCLの中間型を示すことがしばしばあります．これらは臨床予後が非常に悪く，通常の治療ではほとんど満足できる結果が得られません．この範疇の病変の組織像はDLBCLとバーキットリンパ腫との中間型であり，そのような診断名がWHO

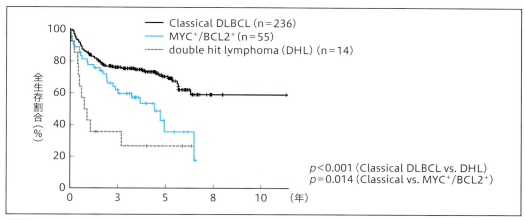

図1 ダブルイクスプレッサーの DLBCL は DHL と通常の DLBCL の中間的予後を示す

(Sarkozy C et al : Lancet Oncol 16 : e555-e567, 2015 より引用)

分類第4版(2008年)には用意されていました．しかし，中間型を設けると，それと典型例の間に狭間となる症例が生じるものであり，ますます曖昧な症例が生じることが通例です．筆者もそのような観点から合理性に強い疑念をもっていました．結果として，同様の視点があり，改訂第4版(2017年)ではその診断項目は消去されました．この問題については高悪性度リンパ腫の項目が設けられており(➡セミナー10, 11)，そちらを参照してください(実際にはバーキットを中心とする"高悪性度"リンパ腫には未解決の問題がまだまだ残っています)．

この観点では新たなデータが提示されました．つまり，MYCの高発現とBCL2の高発現例では，通常のDLBCLに比して予後不良とのデータです(図1)．それらの症例はcMYCとBCL2の再構成とは関係なく予後不良とのデータがあり[3]，ダブルイクスプレッサー(double expressor)という名称を与えられています．これらはバーキットリンパ腫とは組織像や細胞像は関係なく，DLBCLの範疇に入るものがかなりあります．これらは現時点ではびまん性大細胞型B細胞リンパ腫・非特定型(DLBCL-NOS)の範疇に入れることとなっています．しかし，明らかに予後不良であれば，それが適切かどうかを検討することが必要であり，今後の課題です．なお，BCL2蛋白の発現に関しては1％陽性から50％陽性を陽性判定とするものまで種々ありますが，実際的症例を検討すると，陽性の症例では大半の細胞が陽性であり，判断に苦しむような症例はほとんどありません．一方，MYC蛋白については40％程度を分岐点にするものが多く，これには主観が入る要素がかなりあると思われます．筆者の施設では50％を判定基準の境界としていますが，それだと一致率が高いようです(図2)．

3) EBV 陽性症例

これはもともと日本からの情報発信であり，Nakamuraらの貢献は非常に高いと評価されています．今回の改訂では年齢条項(of the elderly)がなくなりました．これは50歳以前の症例もあるためです．この間の進展として皮膚，粘膜における病像がEBV mucocutaneous ulcerとしてまとめられました．これは，見た目としてはリンパ腫ですが，それにもかかわらず，加療の必要なく消退する例がほとんどです．

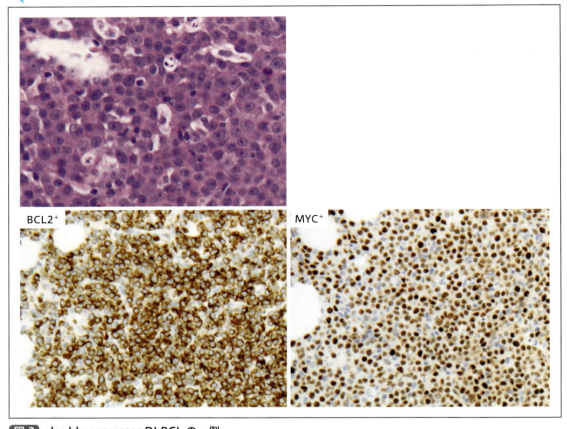

図2 double expressor DLBCL の一例
核所見などから DLBCL の症例である．BCL，MYC とも多数の細胞で高発現している．

4) *IRF4* 再構成を伴う大細胞型リンパ腫

　この項目をここで扱うのは適切といえるかわかりません．本リンパ腫は，濾胞性，濾胞性とびまん性の混合例，びまん性増生をするもののいずれかの形をとるとされています．実際にはこのような症例の多くが濾胞性リンパ腫の範疇であり，しかも患者の平均年齢は 12 歳で，小児発生例が大半です．逆に小児発生の濾胞性リンパ腫は大半が grade 3B であり，MUM1（IRF4）をしばしば発現しています．したがって，この項目の症例との異同が問題になるところです．小児（型）の濾胞性リンパ腫と *IRF4* 再構成を伴う大細胞型リンパ腫とは互いに鑑別診断対象となるところですが，そもそも非常にまれな疾患であり，筆者も小児の濾胞性リンパ腫は数例しか経験していません．なぜ別の項目立てをする必要があるのか，明確にしていく必要があると思います．

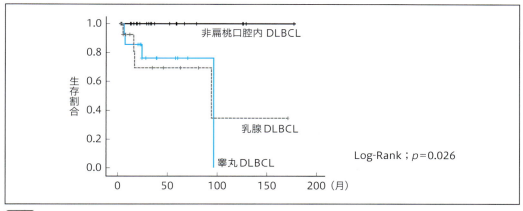

図3 限局期 extranodal non-GCB type DLBCL の比較

(Sato Y et al：Cancer Sci **100**：42, 2009 より引用)

レベルアップのために

臓器特異性

　GCB 型と ABC 型について前述したように，DLBCL について考慮するとき非常に重要なのは，どの臓器に発生したリンパ腫かということです．たとえば，中枢神経に生じるものは睾丸に生じるものと同様，あるいはそれ以上に両者は密接な関係があり，血管内リンパ腫との関係，CD5 陽性リンパ腫と同様に独自の視点が必要です．すなわち，両者が再発等で密接な関係を有するばかりでなく，予後の点でも一般に不良であり，WHO 分類第 4 版（2008 年）でも中枢神経系原発例は 1 つの分類項目となっています．また，それほどではないにしても，乳腺や副腎に生じるものは比較的予後不良であることが知られています．その原因として，これらの臓器に生じる DLBCL の大半が ABC 型であることをその理由としています．果たしてそのように単純に考えてよいのでしょうか．

　筆者らは，口腔内や副鼻腔に生じる DLBCL の大半が ABC 型に属するにもかかわらず，予後良好であることを示しました（図3）[4]．胃や大腸などの消化管に生じる DLBCL も ABC 型が主体ですが，予後は非常に良好です．胃に生じる DLBCL で EBV が関係するものには明らかに予後不良例が多いことを報告してきましたが，例外的症例と考えるべきです．したがって「DLBCL として ABC 型が多いから予後不良」とはいえない証左となっています．逆に，GCB 型が多いものとして，たとえば甲状腺などは明らかに予後良好です．しかしながら，骨原発例などが予後良好と断じてよいのか，しっかりした検討はなされていないのではないかと思われます．

　このようなことを考えるとき，たとえば，*MYD88* の遺伝子変異を精査すると，中枢神経系原発例では 9 割くらいの症例が陽性，乳腺では 6 割程度が陽性[5]，消化管ではわずか 6% 程度が陽性であり[6]，臓器による差が著しいことを，筆者らを含めて報告してきました．このような結果からみると，少なくとも節外性臓器の DLBCL については節性の予後規定因子と同等に考えてもよいのか，かなり疑問が生じるところです．

5) T細胞/組織球豊富型大細胞型 B 細胞リンパ腫（T-cell /histiocyte-rich large B-cell lymphoma）

この枠組みは，WHO 分類第 4 版（2008 年）と変更はありません．しかし，この間の研究の進展により，結節性リンパ球優位型ホジキンリンパ腫（nodular lymphocyte predominant Hodgkin lymphoma：NLPHL）との境界は非常に不明瞭になり，gene expression array でも両者を分離することは困難な状態にあります．どちらも大型のリンパ腫細胞は B 細胞系マーカーを示しており，T 細胞がロゼット様に取り囲むという性格を有しています．異なるのは，典型例の T 細胞/組織球豊富型ではその外側に多くの T 細胞や組織球が存在するのに対して，NLPHL では結節状に B 細胞が背景細胞をなしている，というところにあります．しかし，実際の症例ではある部分は NLPHL 的所見を示すが，それ以外の部分では T 細胞/組織球豊富型大細胞型 B 細胞リンパ腫像のような混在する組織像を示すことをしばしば経験します．片や DLBCL の一型，片やホジキンリンパ腫の一型であることから一般的には相当距離感があると思われますが，事実は隣り合っている，あるいは，同一疾患群である可能性すらあります．

まとめ

DLBCL は de novo に発生するものも，二次性に低悪性度リンパ腫から進展するものもあります．また，前述したように節性と節外性，特に後者においては臓器別の取り扱いが必要であると感じています．WHO 分類改訂第 4 版（2017 年）ではその一部は体現されていますが，詳細な分析とはなっていません．実臨床に臨むにあたっては，このことを銘記する必要があります．また，GCB 型と ABC 型のように，過去に提唱されていたものが遺伝子発現，発生分子機構に違いがあることが明瞭になったことは特筆すべき事実です．これが現在激しいスピードで開発されている分子標的薬の選択にもかかわるということは，重大な転換点にわれわれがあることを示しています．そのレベルは，とても「改訂」という簡単な言葉では片づけられません．

文献

1) Swerdlow SH et al（eds）：WHO Classification of Tumours of Haematopoietic and Lymphoid Tissues, revised 4th ed, IARC Press, Lyon, 2017
2) Wilson WH et al：Targeting B cell receptor signaling with ibrutinib in diffuse large B cell lymphoma. Nature Med **21**：922-926, 2015
3) Sarkozy C et al：Double-hit and double-protein-expression lymphomas：aggressive and refractory lymphomas. Lancet Oncol **16**：e555-e567, 2015
4) Sato Y et al：Patients with localized primary non-tonsillar oral diffuse large B-cell lymphoma exhibit favorable prognosis despite a non-germinal center B-cell-like phenotype. Cancer Sci **100**：42-46, 2009
5) Taniguchi K et al：Frequent MYD88 L265P and CD79B Mutations in Primary Breast Diffuse Large B-Cell Lymphoma. Am J Surg Pathol **40**：324-334, 2016
6) Nagakita K et al：Clinicopathological features of 49 primary gastrointestinal diffuse large B-cell lymphoma cases；comparison with location, cell-of-origin, and frequency of MYD88 L265P. Pathol Int **66**：444-452, 2016

Ⅱ章 各論-A. 病理診断入門

セミナー 10

バーキットリンパ腫ならびに高悪性度リンパ腫

セミナーの要点

- バーキットリンパ腫（BL）は星空像が特徴的な，中型異型 B リンパ球の均一増殖からなる高悪性度リンパ腫である．
- BL-phenotype：CD20$^+$/CD10$^+$/BCL2$^-$/BCL6$^+$/cMYC$^+$/Ki67 index＞95％．
- *cMYC* 遺伝子を含む染色体転座 t(8;14)，t(2;8)，t(8;22) を示す例が 95％を占める．ただし確定に必須ではない．
- 形態，phenotype など BL 典型像と完全に合致しない場合，高悪性度 B 細胞リンパ腫・非特定型や，*MYC* および *BCL2* と *BCL6* の両方か一方の再構成を伴う高悪性度 B 細胞リンパ腫を検討する．

WHO 分類の改訂ポイント

- 定義等の大きな変更点はない．
- BL の 40〜70％に cMYC 下流の複合的異常である *ID3*，*TCF3* 遺伝子異常をみる．
- 新しい関連病型：11q 異常を伴うバーキット様リンパ腫（Burkitt-like lymphoma with 11q aberration）

医学生も知っている特徴的な星空像を示すバーキットリンパ腫（Burkitt lymphoma：BL）ですが，このセミナーでは BL と関連疾患をどう診断するかに焦点を当てて，お話します．

a 概念・定義

非常に増殖回転の速い中型の腫瘍細胞がびまん性に増殖する成熟 B 細胞リンパ腫です[1,2]．欧米や日本では，BL はリンパ腫全体の 1〜2％程度ですが，小児期では 25〜40％と，小児に多いリンパ腫です．

cMYC 遺伝子がある 8q24 を含む転座が特徴で，BL 発症を考えるうえで非常に重要です．しかし *cMYC* 関連異常は，びまん性大細胞型 B 細胞リンパ腫（DLBCL）にも認められ，*8q24* 転座は BL 診断確定に必須ではありません．臨床病態，病理組織像，免疫表現型など，いずれも BL の特徴を備えていることが重要となります（➡セミナー 11 も参照ください）．

b 臨床像

臨床的に以下の3型が報告されています．

① アフリカ型（＝流行地型：endemic）BL：顎や顔面骨の発症が特徴的です．Epstein-Barr ウイルス（EBV）感染やミドリサンゴの摂取が多段階に発症進展に関与しています．
② 非アフリカ型（＝散発型：sporadic）BL：腹腔内発症が多く，その他リンパ節，骨髄，中枢神経系などにみられます．白血化（FAB-L3 に相当）することがあります．
③ 免疫不全関連 BL：リンパ節主体で発症．HIV 関連 BL は骨髄浸潤が多く予後不良です．

B 症状など全身所見が強く，未治療では急速に進行し中枢神経浸潤をきたし，死に至るとされます．しかし治療反応良好で，限局期で 80～90％ が治癒，進行期でも 60～80％ が寛解を得られます．

c 組織学的所見

日本では BL の多くが節外性病変として発症します．肉眼像は，壊死のように軟らかい髄様組織として観察されます．

組織像は均一な中型異型リンパ腫細胞のびまん性，細胞境界が不明瞭なシート状増殖（cohesive：凝集と表現）を示します．多数の核分裂とアポトーシスを認め，核片を貪食するマクロファージが腫瘍内に混在し，星空像（starry-sky appearance）と称されます．

BL 細胞の核は中型（マクロファージの核と同等～やや小さめ），類円形で，全体に均一な微細顆粒状のクロマチンを示します．核小体は複数小型で，核膜には接していません．胞体は好塩基性で，境界不鮮明，捺印標本では，小空胞状の脂肪顆粒が観察されます．

他のリンパ腫に比べ，マクロファージ以外の背景細胞（小リンパ球，形質細胞など）に乏しく，非常に均一な印象です（図1）．

ときに核が大きめなどの亜型をみますが，典型的 BL 免疫表現型（と cMYC 転座のみ）が確認されれば，総合的に BL と判断します．

d 免疫表現型

BL は，汎 B 細胞マーカーとともに，CD10$^+$，BCL6$^+$，MUM1/IRF4$^-$，BCL2 陰性（～弱陽性）が典型的です．cMYC 蛋白陽性です．また Ki67 index がほぼ 100％（95％ 以上と表現）が特徴とされます（図1）．terminal deoxynucleotidyl transferase（TdT）が陰性で，リンパ芽球性リンパ腫/白血病との鑑別になります．

フローサイトメトリーでは $\kappa > \lambda$、IgM$^+$，CD10$^+$，CD38$^+$，CD71$^+$，HLA-DR$^+$，FMC7$^+$，CD13/CD33$^-$ となります．

EBER1 *in situ* hybridization は，endemic BL（eBL）90％ 以上陽性，sporadic BL（sBL）10～20％ 陽性，免疫不全 BL 30～40％ 陽性です．

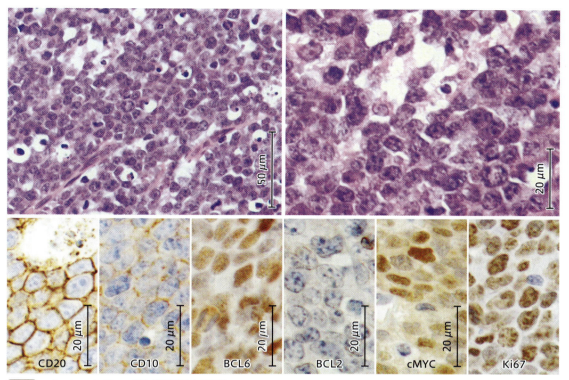

図1 バーキットリンパ腫（福島医大症例）
星空像を示す境界不明瞭な中型細胞の増殖をみる．胚中心 dark zone と同じ表面形質を示す．Ki67 はほぼ100％が特徴的である．

e 分子生物学的背景

BLでは多くに，cMYC遺伝子（8q24）とIg遺伝子（重鎖14q32：〜80％，κ鎖2p12：〜5％，λ鎖22q11：〜15％）の相互転座を認めます．MYC遺伝子側の切断端は，転座相手それぞれで異なり，またt(8;14)でも，eBLとsBLで切断位置が異なります．

全体の5〜10％にMYC転座が認められないとされます．MYC転座がない症例は，microRNAの関連が示唆されており，また11qの異常を示すBL類似のリンパ腫がprovisional entityとして提唱されています（⇒ p74，レベルアップのために参照）．

遺伝子発現解析では，cMYC遺伝子および胚中心B細胞関連遺伝子群の発現，NFκB遺伝子の抑制がみられます[2,3]．これらの結果から，BLは胚中心dark zoneの胚中心細胞由来と考えられています．

通常，胚中心ではBCL6を介してcMYC転写が制御されますが，転座によりMYC遺伝子の5'領域の構造が変わり，制御因子が結合できなくなり，また一部exonの変化でMYC蛋白構造の安定性が増すとcMYCは異所性・恒常性に発現します．cMYCはDNA複製，エネルギー代謝，蛋白質合成やテロメア伸長に影響し，さまざまな標的遺伝子の転写を促進します．さらにcMYCの制御破綻はゲノム不安定性をもたらし，付加的遺伝子異常を加速させます．

WHO分類改訂第4版（2017年）では，BLにMYCと協調的に働く付加的異常が① TCF3，② TCF3の抑制因子であるID3，③ TCF3が活性化するCCND3遺伝子にみられるとされました[1,4]．これらの変異は，抗原非依存性のB細胞受容体シグナルの恒常的な賦活化から，

PI3K 経路を活性化，細胞増殖や生存を維持します（図1）．

　cMYC はゲノム不安定性から細胞をアポトーシスへ傾かせますが，これら増殖・生存を維持する機構が補完し，BL の特徴ともいえる強い増殖がみられると考えられています．

f バーキットリンパ腫（BL）周辺リンパ腫との関連性

　前述のように cMYC/Ig 相互転座は BL 以外の B 細胞リンパ腫（リンパ芽球性リンパ腫，濾胞性リンパ腫，DLBCL，骨髄腫など）にもみられます．低悪性度リンパ腫の悪性転化の一因が cMYC 付加異常であり，DLBCL では約 10％に cMYC/Ig 相互転座を認めます．DLBCL-BL 間の形態や免疫表現型，MYC 転座の有無のゆらぎから，DLBCL と BL の中間型の概念が提唱されました．これらの症例の検討により，新しい疾患概念として *MYC* および *BCL2* と *BCL6* の両方か一方の再構成を伴う高悪性度 B 細胞リンパ腫へとつながりました．それ以外の症例は，高悪性度 B 細胞リンパ腫・非特定型（high-grade B-cell lymphoma, NOS）として残りますが，今後さらに解明が進むと期待されます．

　現時点での BL の診断は，形態や免疫表現型，遺伝子検索を総合的に検討し，典型例と非典型例を識別すること，典型例を BL とし，さらに非典型例が高悪性度 B 細胞リンパ腫やバーキット様リンパ腫であるとの可能性を検討することになります．

> **レベルアップのために**
>
> **11q 異常を伴うバーキット様リンパ腫（Burkitt-like lymphoma with 11q aberration）**
>
> 　MYC 転座がない BL は，染色体解析では検出できない微小な MYC 関連異常の可能性が示唆されてきましたが，常に BL とは異なる BL 類似リンパ腫の存在が疑われていました．
>
> 　そのなかで BL に近い形態，表面形質を示しながら，MYC 転座を認めない高悪性度リンパ腫に，11q 染色体異常（特にテロメアの伸展を伴う 11q 過剰）が高率であると報告されました．11q には TTSI，FLI1 や ATM などリンパ腫発生に関連する因子が存在しますが，これらの症例に既知のリンパ腫関連遺伝子異常は認められず，また近年 BL で見つかった ID3 変異も観察されません．以上から BL とは異なる，BL 類似のリンパ腫である可能性があり，11q 異常を伴うバーキット様リンパ腫が提唱されています（図2）．
>
> **11q 異常を伴うバーキット様リンパ腫**
> - 小児・若年成人に好発し，形態・表面形質は BL と同じ（中型細胞，星空像，CD20⁺/CD10⁺/BCL2⁻/very high-Ki67 index）リンパ腫．
> - MYC 転座（－）/11q 異常（＋），節性＞節外性とされる．
> - 責任遺伝子候補：PAFAHIB，has-mir34b

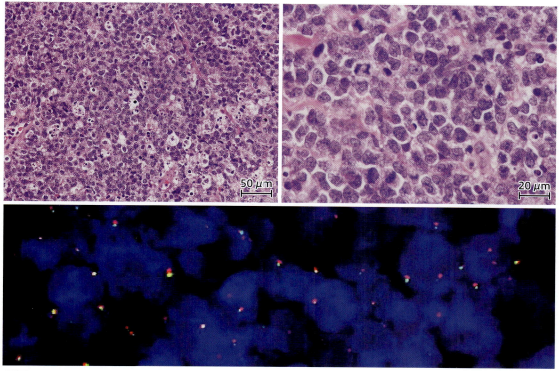

図2 11q 異常を伴うバーキット様リンパ腫（福島医大症例）
9歳男児，骨盤腔内腫瘍．
上段：星空像を呈して，腫瘍細胞がびまん性シート状増殖を示す．胞体境界不明瞭な cohesive な印象があるが，核はやや大きめで，多稜形を示し均一感に欠ける印象がある．
下段：cMYC FISH（split signal）．cMYC の切断を示唆する signal の分離がみられない．
染色体解析の結果，47，XY，add（11）(q23)，＋12 が観察されたが，8q24 に関連する異常は認められなかった．

文　献

1) Leocini L et al：Burkitt lymphoma. WHO Classification of Tumors of Haematopoietic and Lymphoid Tissues, revised 4th ed, Swerdlow S et al（eds），IARC Press, Lyon, p260-261, 2017
2) Swerdlow SH et al：The 2016 revision of the World Health Organization classification of lymphoid neoplasms. Blood **127**：2375-2390, 2016
3) Dave SS et al：Molecular diagnosis of Burkitt's lymphoma. N Engl J Med **354**：2431-2442, 2006
4) Schmitz R et al：Burkitt lymphoma pathogenesis and therapeutic targets from structural and functional genomics. Nature **490**：116-120, 2012

Ⅱ章 各論-A. 病理診断入門

セミナー 11

急速進行性（アグレッシブ）B細胞リンパ腫の病理鑑別診断

セミナーの要点

- 急速進行性（アグレッシブ）B細胞リンパ腫のうち，*MYC*遺伝子再構成をもつものは，①バーキットリンパ腫（BL），②*MYC*および*BCL2*と*BCL6*の両方か一方の再構成を伴う高悪性度B細胞リンパ腫，③*MYC*遺伝子再構成びまん性大細胞型B細胞リンパ腫（DLBCL）の3つからなる．
- 上記②はダブル・トリプルヒット（double/triple hit）とも呼ばれるが，このセミナーではdouble hit lymphoma（DHL）と表す．また，上記③はsingle hit lymphoma（SHL）と表す．
- BL，DHL，SHLの診断には染色体分析，もしくはFISHなどの遺伝子診断が必要である．

WHO分類の改訂ポイント

- WHO分類第4版（2008年）で新規採用された「DLBCLとBLの中間型リンパ腫」を「高悪性度B細胞リンパ腫（high-grade B-cell lymphoma）」に変更し，*MYC*および*BCL2*と*BCL6*の両方か一方の再構成を伴う高悪性度B細胞リンパ腫［high-grade B-cell lymphoma with *MYC* and *BCL2* and/or *BCL6* rearrangements］と高悪性度B細胞リンパ腫・非特定型（high-grade B-cell lymphoma, NOS）に分けた．

　WHO分類第4版（2008年）の「DLBCLとBLの中間型リンパ腫」はWHO分類改訂第4版（2017年）では「高悪性度B細胞リンパ腫」となったので，このセミナーでは，その鑑別診断を解説します．さらに近年話題の免疫組織化学的に*MYC*と*BCL2*が高発現し，予後不良なダブルイクスプレッサー（double expresser lymphoma：DPL）についても解説したいと思います．

a 概念・定義

　無治療では発症から短期間に死亡する可能性が高い急速進行性（アグレッシブ）B細胞リンパ腫は，病理組織学的に中型以上の大きさのリンパ球がびまん性に増生し，免疫組織化学でCD20等の汎B細胞マーカーが陽性かつMIB1陽性率が高いものと考えることができます．これに相当するものとして，びまん性大細胞型リンパ腫（DLBCL）とバーキットリンパ腫（BL），高悪性度B細胞リンパ腫（high-grade B-cell lymphoma：HGBCL），マントル細胞リンパ腫，blastoid variant（MCL-BV），Bリンパ芽球性リンパ腫（B-lymphoblastic lymphoma：

B-LBL) の一部が含まれます．MCL-BV は Cyclin D1，B-LBL は TdT に陽性になり，免疫組織化学的に鑑別されます（➡セミナー 8 参照）．

1）*MYC* および *BCL2* と *BCL6* の両方か一方の再構成を伴う高悪性度 B 細胞リンパ腫［いわゆる double hit lymphoma（DHL）］

WHO 分類第 4 版（2008 年）に収載された "B-cell lymphoma, unclassifiable, with features intermediate between diffuse large B-cell lymphoma and Burkitt lymphoma（DLBCL と BL の中間型リンパ腫）" は，形態学的，免疫組織化学的，細胞遺伝学的に DLBCL と BL の中間ではなく，両者の特徴を併せもつような高悪性度リンパ腫であるという概念は理解できるものの，長年リンパ腫分類の問題点になっていた atypical Burkitt lymphoma や Burkitt-like lymphoma の影を引きずったためにあいまいな定義になり，実際わかりづらい疾患亜型でした．しかし，そのほとんどの部分を占めていたのは DHL であったので，WHO 分類改訂第 4 版（2017 年）で DHL を新たに採用したのは道理と考えています．*MYC*，*BCL2*，*BCL6* いずれも遺伝子再構成を示すリンパ腫（いわゆる triple hit lymphoma）も DHL に含まれます．

DHL は日本では悪性リンパ腫全体の 1〜2% 程度と推定され，特定の年齢層に偏りませんが比較的高齢者に多い疾患です．リンパ節もしくは節外性臓器に広範に広がる症例が多く，限局性のものはまれと推定され，白血病にも認められます[1]．ほとんどは *MYC* と *BCL2* に遺伝子再構成をもつリンパ腫で占められ，*MYC* と *BCL6* に遺伝子再構成をもつリンパ腫はまれです．なお，*Cyclin D1*（*BCL1*）遺伝子再構成をもつリンパ腫はマントル細胞リンパ腫に含まれるので DHL にはしません．DHL と SHL は，MYC 蛋白高発現など免疫組織化学で予想できても，確定診断には染色体分析，もしくは FISH による診断が必要です．病理組織・免疫組織化学像で診断するというこれまでのスタイルを超え，WHO 分類で遺伝子診断を要求される初めての疾患亜型です．これこそリンパ腫診断のパラダイムシフトといえるかもしれません．

高悪性度 B 細胞リンパ腫・非特定型（high-grade B-cell lymphoma, NOS）は，WHO 分類第 4 版（2008 年）でいう DLBCL と BL の中間型を示しますが，DHL に含まれないもの，すなわち *MYC* 遺伝子再構成のないものをいいます．ごくまれに存在すると思われますが，現場ではほとんど使われないでしょう．

2）その他の疾患亜型（WHO 分類非掲載）

a）*MYC* 遺伝子再構成 DLBCL（single hit lymphoma：SHL）

DHL になぞらえて，*MYC* 遺伝子再構成のみのリンパ腫を SHL と呼ぶことがあります（WHO 分類に掲載される疾患亜型ではありません）．*MYC* に遺伝子再構成があり，*BCL2* と *BCL6* に遺伝子再構成のないものは，BL か DLBCL であり，BL の病理組織学的，免疫組織化学的基準を満足するものを BL と呼び，そのほかは DLBCL です．SHL は R-CHOP 療法では予後不良群になるとする報告が多いようです[2]．

b）double expressor lymphoma（DPL）

パラフィン切片に有効な MYC 蛋白に対する単クローン抗体が開発され，BL の診断に有効と報告された後，DLBCL の層別化に有効であることが相次いで報告されました．MYC 蛋白と BCL2 蛋白の免疫組織化学を組み合わせると，両者に陽性を示す DLBCL は両者に陰性もしくは一方に陽性を示す群に比べて予後不良です[3]．Hu らの論文では MYC が 70% 以上，BCL2 が 40% としていますが[3]，諸家の報告で陽性と陰性の境界値（カットオフ値）が異なっ

ているので注意が必要です．

　DHL は DPL の中に含まれます．gene expressor profiling による molecular subtypes である胚中心 B 細胞（GCB）型と活性化 B 細胞（ABC）型に分けた場合，DPL が予後不良を示す理由は，DHL を含むことと GCB 型より予後不良である ABC 型を多く含むこととする意見もありますが，今後の報告が待たれます．

b 組織学的所見による鑑別

　星空（starry-sky）像は BL，DHL，SHL いずれにも認められますが，*MYC* 遺伝子再構成をもたない DLBCL でも認められることがあります．starry-sky macrophage の数は BL で著しく多いです．BL の腫瘍細胞は均一で組織球の核と同じくらいの大きさを示します．核は類円型で 2〜5 個の小さな核小体をもちます．また，中型から大型の細胞が混在し，細胞の大きさと形が比較的不均一で核小体がやや目立つ atypical BL morphology とされるような形態亜型は BL に含みます．一方，DLBCL の細胞は正常マクロファージの核と同等ないしはそれ以上，もしくは正常リンパ球の 2 倍以上の大きさを示すリンパ球のびまん性増生からなります．水泡状クロマチンと複数の核小体を有する胚中心芽球を主体とするものが最も多く（80％），類円形もしくはやや紡錘形の核に中心性核小体を有する免疫芽球（10％），多形性を示すもの（10％）があり，まれに紡錘形細胞や印環細胞の形態を示すものがあります．DHL の組織像は，BL に類似する場合と DLBCL になる場合があります．SHL は DLBCL の組織像になります．DHL と SHL は胚中心芽球主体になる場合と免疫芽球主体になる場合があります（➡**ワンポイントレクチャー**参照）．

👉 ワンポイントレクチャー

免疫芽球バリアント（immunoblastic variant）

　DLBCL-NOS に含まれますが，免疫芽球が 90％以上の場合は，予後不良とされます．HE 染色では中心性核小体が特徴で，ギムザ染色では核小体のほか，好塩基性胞体が特徴となります．この形態を示すリンパ腫の中に SHL と DHL が高率に含まれます．また CD20⁻になる形質芽球性リンパ腫（plasmablastic lymphoma）や ALK 陽性大細胞型 B 細胞リンパ腫（ALK-positive large B-cell lymphoma），Richter transformation も類似の細胞形態を示すことがあるので注意が必要です．

---

c 免疫表現型

　BL は CD3⁻，CD5⁻，CD10⁺，CD20⁺，BCL2⁻，BCL6⁺，MUM1⁻ になります．ただし，BCL2 は弱陽性になるもの，MUM1 陽性になるものを許容します．MIB1 と MYC がほとんどすべての腫瘍細胞に高発現することが重要です（図1）．混在する T 細胞が非常に少ないことも特徴になります．

　DHL に決まった形はありませんが，CD3⁻，CD5⁻，CD10⁺，CD20⁺，BCL2⁺，BCL6⁺，MUM1⁺/⁻ が多く，BL との違いは BCL2⁺ になることです．おおよそ 80％ が GCB 型を示し，20％ が非 GCB 型を示します．

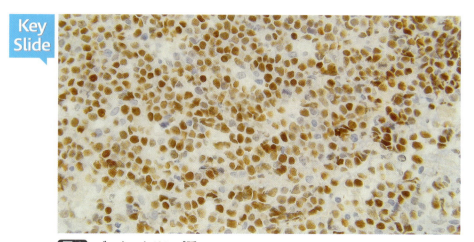

図1 バーキットリンパ腫
MYC蛋白．免疫組織にまで高発現を認める．

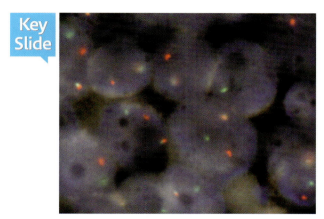

図2 *MYC* split signal FISH
緑と赤のsplit signalを認める．

　SHLではBLと同様にCD3⁻，CD5⁻，CD10⁺，CD20⁺，BCL2⁻，BCL6⁺，MUM1⁻になることが多いです．

　DHLとSHLはMIB1に高率に陽性，MYCも通常70％以上陽性です．しかし，まれにcMYC陽性率の低いDHLとSHLがあるので注意が必要です．

1）FISHを含む *MYC* 遺伝子転座形式

　BL，DHL，SHLいずれも *MYC* 遺伝子のFISH split signal陽性です（図2）．BLでは8q24に位置する *MYC* 遺伝子と免疫グロブリン遺伝子の相互転座を認めます．その割合はおおよそ重鎖（IgH：14q32）85％，κ鎖（2p13）10％，λ鎖（22q11）5％とされますが，DHLとSHLでは重鎖との転座例の頻度は低くなります．

まとめ

MYC 遺伝子再構成は重要な補助診断ツールです．

文　献

1) Tomita N：BCL2 and MYC dual-hit lymphoma/leukemia. J Clin Exp Hematop **51**：7-12, 2011
2) Kojima M et al：MYC rearrangements are useful for predicting outcomes following rituximab and chemotherapy：multicenter analysis of Japanese patients with diffuse large B-cell lymphoma. Leuk Lymphoma **54**：2149-2154, 2013
3) Hu S et al：MYC/BCL2 protein coexpression contributes to the inferior survival of activated B-cell subtype of diffuse large B-cell lymphoma and demonstrates high-risk gene expression signatures：a report from The International DLBCL Rituximab-CHOP Consortium Program. Blood **121**：4021-4031, 2013

II章 各論-A. 病理診断入門

セミナー 12

T細胞リンパ腫

セミナーの要点

- 末梢性T細胞リンパ腫の疾患概念は由来細胞により大きく3つに分類される．
- 臨床病理学的知見の蓄積によって，WHO分類はより生物学的特徴に基づいたものに細分化される．
- *RHOA*変異など，疾患特異的な遺伝子異常が同定され，診断・治療における重要性は増してくることが予想される．

WHO分類の改訂ポイント

- 腸症関連T細胞リンパ腫（enteropathy-associated T-cell lymphoma）は欧州に多い従来のⅠ型のみを指すことになり，従来のⅡ型は単形性上皮向性腸T細胞リンパ腫（monomorphic epitheliotropic intestinal T-cell lymphoma）として独立した．
- T濾胞ヘルパー細胞由来の腫瘍として，血管免疫芽球性リンパ腫とともに末梢性T細胞リンパ腫・非特定型 [peripheral T-cell lymphoma (PTCL), NOS] の一部がまとめられた．
- 暫定的項目であった未分化大細胞型リンパ腫・ALK陰性型 [anaplastic large cell lymphoma (ALCL), ALK-negative] は，臨床的，病理学的所見が固まり，definitiveな病型となった．

　B細胞腫瘍に比べて頻度の低いT細胞リンパ腫ですが，分類により予後が大きく異なります．また葉酸拮抗薬をはじめとした新薬の登場もあって，その病態の把握と正確な診断はますます重要になってきています．このセミナーでは，T細胞リンパ腫をその細胞由来によって大きく3つに分けることで話を進めていきます．

a 概念・定義

　T細胞リンパ腫はその名のとおりT細胞を正常対応細胞とする腫瘍であり，大きくリンパ芽球性白血病/リンパ腫と，末梢性T細胞リンパ腫（peripheral T-cell lymphoma：PTCL）に分けられます．前者はより幹細胞に近い幼若なT細胞の性質を示し，後者はより分化した性質を示します．なお，「末梢性」という語句は分化の末梢に位置するという意味であり，四肢末梢に発生するリンパ腫という意味ではありませんので，念のため記しておきます．PTCLはさらに多数の亜型に分かれ，それぞれ特徴的な臨床病理学的所見を示します（表1）．節外性

表1 代表的なT細胞リンパ腫

未熟なT細胞を由来とするもの		Tリンパ芽球性白血病/リンパ腫 (T-lymphoblastic leukaemia/lymphoma)
成熟T細胞を由来とするもの	未分化大細胞型リンパ腫類縁疾患 (CD30⁺)	原発性皮膚CD30陽性T細胞リンパ増殖異常症 (primary cutaneous CD30 positive T-cell lymphoproliferative disorders)
		未分化大細胞型リンパ腫・ALK陽性型 (anaplastic large cell lymphoma, ALK-positive)
		未分化大細胞型リンパ腫・ALK陰性型 (anaplastic large cell lymphoma, ALK-negative)
		乳房インプラント関連未分化大細胞型リンパ腫 (breast implant-associated anaplastic large cell lymphoma)
	細胞傷害性T細胞の性質を示すもの	原発性皮膚CD8陽性急速進行性表皮向性細胞傷害性T細胞リンパ腫 (primary cutaneous CD8 positive aggressive epidermotropic cytotoxic T-cell lymphoma)
		腸症関連T細胞リンパ腫 (enteropathy-associated T-cell lymphoma)
		単形性上皮向性腸T細胞リンパ腫 (monomorphic epitheliotropic intestinal T-cell lymphoma)
	その他	肝脾T細胞リンパ腫 (hepatosplenic T-cell lymphoma)
		皮下脂肪織炎様T細胞リンパ腫 (subcutaneous panniculitis-like T-cell lymphoma)
		原発性皮膚γδT細胞リンパ腫 (primary cutaneous gamma-delta T-cell lymphoma)
		T細胞大型顆粒リンパ球性白血病 (T-cell large granular lymphocytic leukaemia)
		末梢性T細胞リンパ腫・非特定型 (peripheral T-cell lymphoma, NOS)
	T濾胞ヘルパー細胞の性質を示すもの	血管免疫芽球性T細胞リンパ腫 (angioimmunoblastic T-cell lymphoma)
		濾胞T細胞リンパ腫 (follicular T-cell lymphoma)
		T濾胞ヘルパー細胞形質を伴う節性末梢性T細胞リンパ腫 (nodal peripheral T-cell lymphoma with TFH phenotype)
	その他のTヘルパー細胞の性質を示すもの	原発性皮膚CD4陽性小型/中型T細胞リンパ増殖異常症 (primary cutaneous CD4-positive small/medium T-cell lymphoproliferative disorder)
		成人T細胞白血病/リンパ腫 (adult T-cell leukaemia/lymphoma)
		菌状息肉症 (mycosis fungoides)
		セザリー症候群 (Sézary syndrome)
		T細胞前リンパ球性白血病 (T-cell prolymphocytic leukaemia)
		末梢性T細胞リンパ腫・非特定型 (peripheral T-cell lymphoma, NOS)

NK細胞リンパ腫・鼻型や慢性Epstein-Barrウイルス（EBV）感染症を母地として発症するリンパ腫などのEBV関連リンパ腫の腫瘍細胞はT細胞の免疫形質を示すこともありますが，一般にNK細胞に近い性質を示すことが多いため，このセミナーでは扱わずセミナー19で解説されます．また，リンパ芽球性白血病/リンパ腫は急性リンパ球性白血病と同義であり，急性骨髄性白血病などとの対比で論じられるべきと考え，ここでの説明は省きます．よって，このセミナーではPTCLについて，その最近の知見，WHO分類改訂第4版（2017年）における変更点なども含めて論じることにします．

1）末梢性T細胞リンパ腫（PTCL）の全体像

表1に示すようにPTCLは多くの亜型からなりますが，①細胞傷害性T細胞の性質を示すもの，②T濾胞ヘルパー細胞（T follicular helper cell：TFH）の性質を示すもの，③それ以外

のTヘルパー細胞の性質を示すもの，というように，その性質（あるいは由来ということもできます）に応じて大きく3つに分類すると理解しやすくなります．ここで注目すべきなのは末梢性T細胞リンパ腫・非特定型（PTCL-NOS）が①，③の両方に含まれることです．NOS，つまりnot otherwise specifiedとは，「これ以上細かく分類を同定することができない」という意味であり，PTCLの他の亜型のどれにも当てはまらない場合にいわゆる"ゴミ箱"的診断としてなされるものです．よって非常にheterogenousな性質を有する疾患から構成されており，表1のように細胞由来も多様なものになっています．しかし，TFHの性質を有するものだけは後述のようにPTCL-NOSには含まないので注意してください．

2）細胞傷害性T細胞の性質を示すもの

a) 細胞傷害性T細胞のマーカー

細胞傷害性T細胞は，主にCD8陽性T細胞から分化します．この細胞はウイルスに感染したり，癌に変化した細胞を殺す機能をもつ，いわゆる細胞性免疫の主役を担うT細胞です．このタイプのT細胞を由来とするリンパ腫はperforin，granzyme B，TIA1といった他の細胞を傷害する分子を有していることが最大の特徴です．これら細胞傷害性マーカーは日常診断で用いられるホルマリン固定パラフィン包埋（formalin-fixed paraffin-embedded：FFPE）標本でも十分に染色可能であり，病理診断を行ううえでもこれらの抗体は複数準備しておく必要があるといえます[1]．これらの発現パターンは腫瘍の分類においても有用で，たとえば肝脾T細胞リンパ腫（hepatosplenic T-cell lymphoma）はgranzyme Bやperforinが陰性でありTIA1のみが陽性になることが多いのですが，皮下脂肪織炎様T細胞リンパ腫（subcutaneous panniculitis-like T-cell lymphoma）はこれら3つのマーカーすべてを発現していることが多く，両者の鑑別に役立ちます．しかしgranzyme Bやperforinを発現していないのにTIA1のみを発現している細胞とは何でしょうか．Cookeら[1]は，機能的に十分成熟していない細胞傷害性T細胞ではないか，と推測していますが，詳細は今後の解明が待たれます．

b) 腸症関連T細胞リンパ腫，単形性上皮向性腸T細胞リンパ腫

WHO分類改訂第4版（2017年）では，腸症関連T細胞リンパ腫と単形性上皮向性腸T細胞リンパ腫が細胞傷害性T細胞の性質を有するものとして再定義されています．腸粘膜に発生しやすく，もともとは欧州に多いセリアック病患者に発生しやすい細胞傷害性T細胞腫瘍として定義されたものが腸症関連T細胞リンパ腫（I型）です．セリアック病患者がほとんどいない日本およびアジア諸地域ではこのタイプのリンパ腫はほぼなかったのですが，Chanら[2]は，腸管に発生するリンパ腫をまとめ，セリアック病の好発地域以外でも，類似の性質を示すT細胞リンパ腫の存在を報告しました．これらは，WHO分類第4版（2008年）では腸症関連T細胞リンパ腫，II型と定義されていましたが，病因論的にも組織学的にも腸症関連T細胞リンパ腫のオリジナルの概念とは異なる特徴を有するので，単形性上皮向性腸T細胞リンパ腫として今回新たに定義されました．

c) 未分化大細胞型リンパ腫（ALCL）

細胞傷害性T細胞の性質をもつリンパ腫の特殊型として，CD30が陽性の未分化大細胞型リンパ腫（anaplastic large cell lymphoma：ALCL）およびその関連疾患があります（表1）．このタイプの腫瘍細胞は非常に大型で，しばしばホジキンリンパ腫に現れるHodgkin/Reed-Sternberg細胞との鑑別が必要になるほどです（図1b）．この形態学的特徴が正常のリンパ球と相当乖離しているため「未分化」の名前がついており，皮膚に浸潤しやすい臨床的特徴，

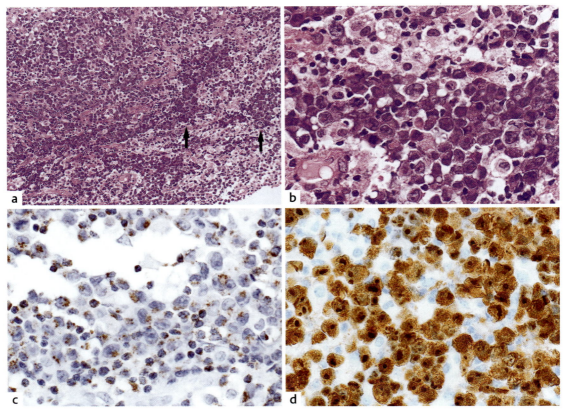

図1 未分化大細胞型リンパ腫（ALCL）・ALK 陽性型
a：弱拡大ではいくつかの腫瘍細胞の塊が認識できる（矢印）．腫瘍細胞が接着性を有している証拠である（×100）．
b：強拡大で，大型異型のリンパ球様細胞が確認できる（×400）．
c：免疫染色で，腫瘍細胞は granzyme B$^+$（×400）．
d：腫瘍細胞は核，細胞質ともに ALK$^+$（×400）．

CD30 陽性の免疫形質，比較的良好な予後，そして特徴的な遺伝子異常である *ALK* 転座により，他の細胞傷害性 T 細胞リンパ腫とは異なる疾患概念として特徴づけられます．ALCL の中にも *ALK* 転座が陰性の症例があります．とくに皮膚における ALCL の関連疾患である原発性皮膚 CD30 陽性 T 細胞リンパ増殖異常症は全例 ALK が陰性です．よって，これら ALCL・ALK 陰性型と ALCL・ALK 陽性型との関連性，類似性の有無が長い間議論されてきました．とくに PTCL-NOS でもしばしば CD30 が陽性になることから，主観的な形態像のみを根拠にした ALCL・ALK 陰性型は独立した疾患概念たりえるか，との疑問も出るわけです．しかし，ALCL・ALK 陰性型の予後は ALCL・ALK 陽性型ほどよくないものの，PTCL-NOS よりよいことがわかり[3]，また ALK 陽性例と陰性例は遺伝子発現の面でも共通性が高く[4]，JAK-STAT 経路が活性化している点で分子メカニズムも共通していることがわかってきました[5]．このような知見から，ALCL・ALK 陽性型も ALCL・ALK 陰性型も WHO 分類改訂第 4 版（2017 年）ではそれぞれ PTCL-NOS と独立した概念として認識されています[6]．

3）T 濾胞ヘルパー細胞（TFH）の性質を示すもの

TFH は通常リンパ濾胞の胚中心に存在し，胚中心 B 細胞の分化に関与しています．近年こ

の種のT細胞の性質に対する理解が深まり，CXCL13, BCL6, CD10, PD1, ICOS などのマーカーを発現していることがわかってきました[6]．末梢性T細胞リンパ腫の中でも，血管免疫芽球性T細胞リンパ腫（angioimmunoblastic T-cell lymphoma：AITL）は免疫染色や発現解析の特徴からほとんどの症例でこの細胞に類似の性質を示すことがわかりました[7]．また，濾胞状の増殖形態を示し，t(5;9) 転座を伴う PTCL とされていたものの多くがやはり同様の性質を示すことが報告され，WHO 分類改訂第 4 版（2017 年）では濾胞 T 細胞リンパ腫（follicular T-cell lymphoma）として新しく分類されました[6]．さらに，従来 PTCL-NOS と分類されていたものの一部にも TFH 類似の性質を示すものがあり，しかも AITL と類似の臨床病理学的性質を示すことがわかってきました[6]．これらは，節外発症の多いT細胞リンパ腫にあって，基本的にリンパ節原発であることが特徴です（節性）．AITL，濾胞 T 細胞リンパ腫，TFH の性質を有する PTCL-NOS は，遺伝子の面でも *IDH2*，*RHOA*，エピゲノム関連遺伝子などの異常を示し，かなり共通する性質を有しています．WHO 分類改訂第 4 版（2017 年）では，このような研究成果をもとにしてこれら 3 種の疾患を「T濾胞ヘルパー細胞形質を伴う節性末梢性T細胞リンパ腫」という包括的名称のもとに論じています．

4）その他のTヘルパー細胞の性質を示すもの

上述の 2），3）の疾患群以外のT細胞リンパ腫の多くは CD4 陽性で，Tヘルパー細胞に近い性質を有しています．成人T細胞白血病/リンパ腫（adult T-cell leukaemia/lymphoma：ATLL）は，なかでも制御性T細胞のマスター転写因子である FOXP3 を発現しており，同細胞由来である可能性があります[6]．FOXP3 は菌状息肉症，セザリー症候群や PTCL-NOS にも発現することが報告されている[8]ので，ATLL のみが制御性T細胞由来ということではないといえます．ATLL も全例が FOXP3 を発現するわけではなく，一部は Treg 以外の由来細胞がある可能性があります．現時点ではこのグループに属する疾患群はその他のヘルパーT細胞由来とまとめたいと思います．

b 組織学的所見および免疫表現型

1）細胞傷害性T細胞の性質を示すもの

「a. 概念・定義」の項でも述べたように，さまざまな疾患概念が含まれますが，代表的な疾患の組織像をみていきましょう．

a）単形性上皮向性腸T細胞リンパ腫（図2）

比較的単形な（monomorphic）中型のリンパ球が腸の粘膜上皮を中心（epitheliotropic）に浸潤する像を示します（図2a, b）．免疫染色では CD8，CD56 陽性で，granzyme B，TIA1 などの細胞傷害性分子を発現しています（図2c）．鑑別としては腸症関連T細胞リンパ腫が挙げられます．既述のように地域性が大きく違いますが，形態的には比較的多形性に富む（pleomorphic）異型リンパ球が腸粘膜上皮に浸潤しているのと，周囲腸粘膜上皮にセリアック病としての組織変化を認める点が本疾患と異なります．免疫染色で CD8，CD56 は陰性です．また，日本においては節外性 NK 細胞リンパ腫・鼻型も鑑別に挙がりますが，EBV が証明される点で鑑別できます．

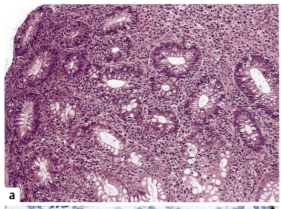
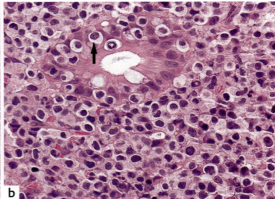
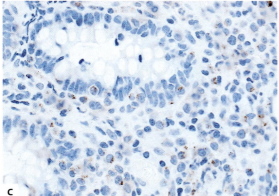

図2　単形性上皮向性腸T細胞リンパ腫
a：S状結腸標本．多数のリンパ球様細胞が腺管周囲に浸潤している（×100）．
b：リンパ腫細胞は中型で比較的均一な核を示す．一部の腫瘍細胞は腺管に浸潤している（矢印）（×400）．
c：腫瘍細胞はTIA1⁺（×400）．

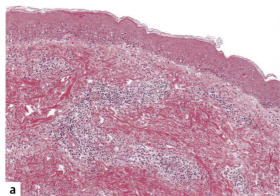
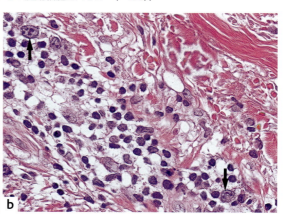
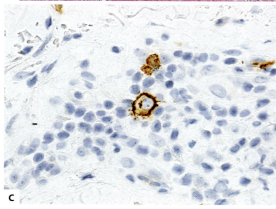

図3　リンパ腫様丘疹症
a：皮膚，真皮において細胞浸潤が部分的に認められる（×40）．
b：正常リンパ球に混じって，大型で核小体が明瞭な異型細胞が散在性に認められる（矢印）（×400）．
c：大型異型細胞はCD30⁺（×400）．

Key Slide

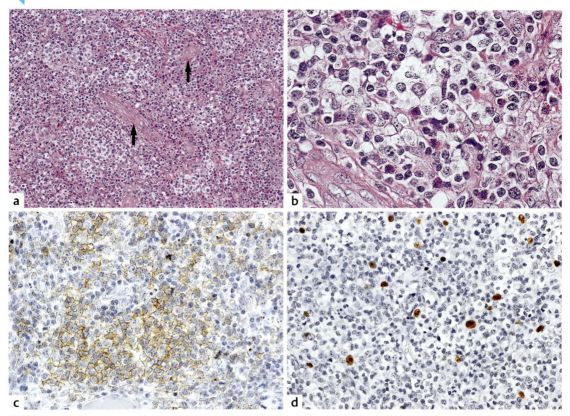

図4 血管免疫芽球性T細胞リンパ腫
a：高血管内皮静脈の増生（矢印）とともに，その周囲に多彩な細胞浸潤が認められる（×100）．
b：拡大すると，淡明な細胞質を有する中型異型リンパ球が集簇しており，その周囲に好酸球が散在性に分布している（×400）．
c：淡明な細胞質を有する腫瘍細胞はCD10$^+$（×200）．
d：EBER-*in situ* hybridization．EBVに感染した大型のリンパ球が散在性に認められる（×200）．

b）未分化大細胞型リンパ腫（ALCL）（図1）

図1に示すように，かなり大型の腫瘍細胞の増殖を示します．「未分化」の名前が示すとおり，核の異型が強く，「馬蹄形」とも称されるU字型の奇妙な核が特徴です．免疫染色ではCD30，granzyme B陽性（図1c）で，一部の症例ではALKが陽性（図1d）です．原発性皮膚CD30陽性T細胞リンパ増殖異常症（primary cutaneous CD30-positive T-cell lymphoproliferative disorders）はALCLと同様の細胞が皮膚を中心に増殖するものですが，腫瘍細胞の割合はさまざまです．リンパ腫様丘疹症（lymphomatoid papulosis）と呼ばれる，臨床的に自然消退する丘疹を特徴とする病態では，反応性リンパ球浸潤を強く伴い，腫瘍細胞の割合が少ないことが特徴です（図3）．

2）T濾胞ヘルパー細胞（TFH）の性質を示すもの

a）血管免疫芽球性T細胞リンパ腫（図4）

組織学的には，典型的には①傍皮質における組織構築の乱れ，②高血管内皮静脈の増生（図

4a），③細胞質が淡明な中型細胞の増殖（図4b）を示すのが特徴です．リンパ濾胞は多くの症例で萎縮するか消失しますが，なかには拡大するものも報告されています[6]．好酸球の浸潤が目立つ場合もあり，腫瘍細胞が多彩なサイトカイン，ケモカインを分泌していることがわかります．この多彩な像から，近年まで腫瘍か否かの議論があり，免疫芽球性リンパ節症という，反応性病変としての名前がついていた時期もありました．現在では上記③の中型T細胞の腫瘍性の増殖が疾患の本態であることが明らかになり，さらに免疫形質として濾胞T細胞のマーカーを発現していること（図4c）から，T細胞リンパ腫の一型となっています．

しばしば，大型で核小体が明瞭な異型細胞が出現することがあります．この多くはEBVに感染したB細胞で，腫瘍により作り出される微小環境によりEBVが活性化したものと考えられています（図4d）．しばしばこれらB細胞が腫瘍化し，T，Bいずれの系にも腫瘍性の増殖を認める，「二重癌」のような状況になることが知られています[9]．

b）T濾胞ヘルパー細胞形質を伴う節性末梢性T細胞リンパ腫

形態学的にはPTCL-NOSと区別はつきません．AITLとPTCL-NOSはしばしば鑑別が困難ですが，このような症例の一部が含まれている可能性があります．この疾患の組織学的特徴は何より免疫染色でTFHマーカーが陽性になることです（➡ワンポイントレクチャー参照）．

👍 ワンポイントレクチャー

T濾胞ヘルパー細胞由来のリンパ腫の定義

WHO分類改訂第4版（2017年）で新たに認識されることになるT濾胞ヘルパー細胞由来の腫瘍ですが，実際の診断現場ではどのような特徴を有せばそのように診断できるのでしょうか．

①形態像

B細胞系腫瘍の濾胞性リンパ腫は，肉眼像および弱拡大において「濾胞様」にみえること，その細胞形態が正常濾胞の胚中心のB細胞に類似していること（核に切れ目が入っていたり，ねじれていたりします）から，リンパ濾胞の性質をもつことは一般的な認識になっています．一方，T濾胞ヘルパー細胞は正常胚中心内に存在するものの特徴的な形態所見は報告されていません．T濾胞ヘルパー細胞腫瘍のプロトタイプであるAITLから考えると，淡明な細胞質を有する中型異型リンパ球の増殖を示すことでTFH腫瘍と考えることができるかもしれませんが，B細胞性の濾胞性リンパ腫に比べ，形態像だけでの認識が困難であることは変わりありません．

②免疫組織化学

現在のところ，この方法による分類，診断が最も実際的といえます．T濾胞ヘルパー細胞腫瘍の概念が形成される発端となったde Levalらの研究[7]も，マイクロアレイによる発現解析をもとに理論構築されたものでした．前述のようにBCL6，CD10，PD1，ICOS，CXCL13のすべてを発現しているものはそのように診断されることになるでしょう．しかし，多くの症例は上記5つの一部のみ陽性です．どこまで陽性であればT濾胞ヘルパー細胞腫瘍と診断してよいのでしょうか．腫瘍はさまざまな遺伝子異常によりaberrantな蛋白発現を示すので，2万個以上のヒト全遺伝子の発現解析を行ってT濾胞ヘルパー細胞との類似度を解析することが最も正確な解析といえます．あくまでこれら5つの免疫染色はその「代用」であるのです．さらに，これらのマーカーは完全に特異的ではありません．PD1などは，PTCL-NOSの約30％に陽性です[10]．つまり，感度は高いものの特異度は低いわけです．このマーカー発現をどのように扱うかは今後の課題ですが，WHO分類では2個以上のマーカーが陽性であれば，T濾胞ヘルパー細胞とみなす，とする基準を提唱しています．

③遺伝子異常

近年の分子生物学的技術の進歩により，遺伝子異常が診断の決め手になることも多くなってきました．これまで形態像のみからの診断がしばしば困難であった有毛細胞白血病やリンパ形

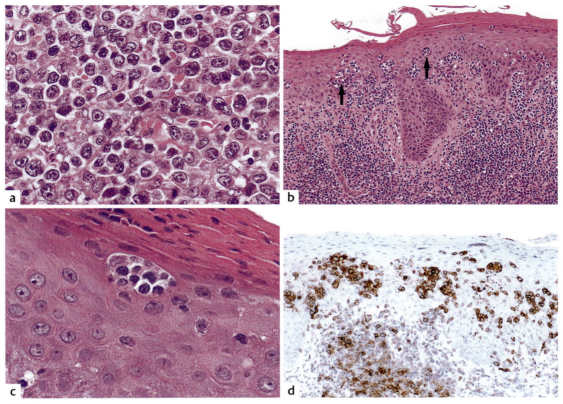

図5 成人T細胞白血病/リンパ腫（ATLL）
a：リンパ節の病変．腫瘍細胞は中型から大型のものまで，円形のものから細長いものまでさまざまな形をとる．これを"pleomorphic"（多型性）と表現し，ATLLの腫瘍細胞の特徴の1つである（×400）．
b：皮膚病変．真皮に密な腫瘍細胞の浸潤を認めるが，一部表皮内に侵入しているのがわかる（矢印）（×40）．
c：表皮に浸潤した腫瘍細胞は菌状息肉症にみられるようなポートリエの微小膿瘍状の構造を示す（×400）．
d：CD25の免疫染色．表皮に浸潤する腫瘍細胞が陽性（×100）．

質細胞性リンパ腫が，それぞれ *BRAF* 変異や *MYD88* 変異の検出により診断が容易になりました．T濾胞ヘルパー細胞腫瘍においても解析が進んでいます．最も診断に直結すると思われる遺伝子異常は *RHOA* です．この異常はAITLの約70％に認められ，単一の遺伝子異常としては相当高い頻度です[11]．AITL様の特徴を示すPTCL-NOSでも60％以上の症例で同様の遺伝子異常を示します．一方，AITLの特徴を有さないPTCL-NOSにおいては *RHOA* 異常は認められないことから，今後T濾胞ヘルパー細胞腫瘍診断のゴールデンスタンダードになる可能性を秘めた遺伝子異常といえます．臨床病理学的所見との関連性がより把握されることが望まれます．

3) その他のTヘルパー細胞の性質を示すもの

　日本においては，ATLLの病理学的特徴を押さえておく必要があります（図5）．一般的には，多型性に富む中型〜大型の腫瘍細胞のびまん性増殖が特徴です（図5a）．ATLLは高頻度に皮膚に浸潤しますが，表皮向性があり，いわゆるポートリエの微小膿瘍を形成します（図5b, c, d）．この所見は菌状息肉症（mycosis fungoides）とも共通しており，実際両者の組織学的所見だけからの鑑別は困難です．臨床的に，急激な進行，日光露光部に発生しやすい，など

の特徴を示した場合に ATLL をより疑います[12].最終的には分子学的手法で HTLV1 ウイルスの存在を証明することが確定診断になります.

まとめ

以上,WHO 分類改訂第 4 版(2017 年)における変更点,追加点を中心に PTCL がどのように分類されているかを述べてきました.これまでリンパ腫分類は細分化の方向で進んできており,疾患概念の数も増加の一途をたどっていました.しかし,今回 AITL,PTCL-NOS の一部などが T 濾胞ヘルパー細胞腫瘍として,包括的な概念として統合されることは,今後のリンパ腫疾患概念の新たな方向性を示したものといえます.これらの疾患概念は将来また変化,進歩していくことは確実です.それを形作るのは,今回紹介した疾患概念に基づいて一例一例を丁寧に診断,観察したうえでの良質な症例報告です.皆さんを含め日本から,多くの報告がなされることを期待します.

文 献

1) Cooke CB et al:Hepatosplenic T-cell lymphoma:a distinct clinicopathologic entity of cytotoxic gamma delta T-cell origin. Blood **88**:4265-4274, 1996
2) Chan JK et al:Type II enteropathy-associated T-cell lymphoma:a distinct aggressive lymphoma with frequent gammadelta T-cell receptor expression. Am J Surg Pathol **35**:1557-1569, 2011
3) Savage KJ et al:ALK-anaplastic large-cell lymphoma is clinically and immunophenotypically different from both ALK + ALCL and peripheral T-cell lymphoma, not otherwise specified:report from the International Peripheral T-Cell Lymphoma Project. Blood **111**:5496-5504, 2008
4) Iqbal J et al:Gene expression signatures delineate biological and prognostic subgroups in peripheral T-cell lymphoma. Blood **123**:2915-2923, 2014
5) Crescenzo R et al:Convergent mutations and kinase fusions lead to oncogenic STAT3 activation in anaplastic large cell lymphoma. Cancer Cell **27**:516-532, 2015
6) Swerdlow SH et al(eds):WHO Classification of Tumours of Haematopoietic and Lymphoid Tissues, revised 4th ed, IARC Press, Lyon, 2017
7) de Leval L et al:The gene expression profile of nodal peripheral T-cell lymphoma demonstrates a molecular link between angioimmunoblastic T-cell lymphoma(AITL)and follicular helper T(TFH)cells. Blood **109**:4952-4963, 2007
8) Satou A et al:FoxP3-positive T cell lymphoma arising in non-HTLV1 carrier:clinicopathological analysis of 11 cases of PTCL-NOS and 2 cases of mycosis fungoides. Histopathology **68**:1099-1108, 2016
9) Suefuji N et al:Clinicopathological analysis of a composite lymphoma containing both T-and B-cell lymphomas. Pathol Int **62**:690-698, 2012
10) Rodriguez-Pinilla SM et al:Peripheral T-cell lymphoma with follicular T-cell markers. Am J Surg Pathol **32**:1787-1799, 2008
11) Sakata-Yanagimoto M et al:Somatic RHOA mutation in angioimmunoblastic T cell lymphoma. Nat Genet **46**:171-175, 2014
12) Lorenzo ME et al:CASE RECORDS of the MASSACHUSETTS GENERAL HOSPITAL. Case 19-2016. A 65-Year-Old Man with End-Stage Renal Disease and a Pruritic Rash. N Engl J Med **374**:2478-2488, 2016

Ⅱ章 各論-A. 病理診断入門

セミナー 13

NK/T 細胞リンパ腫

> **セミナーの要点**
> - WHO 分類の正式名称は，節外性 NK/T 細胞リンパ腫・鼻型（extranodal NK/T-cell lymphoma, nasal type）で，当初，鼻 NK/T 細胞リンパ腫（nasal NK/T-cell lymphoma）という疾患名は，典型例が鼻領域に生じるために用いられた．しかし，同じ生物学的特性をもつリンパ腫が鼻腔以外の節外部位にも発生することにより，"鼻型"との名称が与えられた．鼻型といわれるように，鼻腔を侵すことが多い．しかしながら他の節外領域（咽頭，口蓋，皮膚，軟部組織，消化管，睾丸）でもみられる．
> - 頻発地域は，地理病理学的に偏在を示し，アジア，メキシコ，中南米に多く，欧米に少ない．男性に多いとされている．
> - 腫瘍細胞には Epstein-Barr ウイルス（EBV）の関与が認められ，$CD2^+CD56^+$，表面 $CD3^-$ 細胞質 $CD3\varepsilon^+$ で NK 細胞起源である．また，EBV^+CD56^- で細胞傷害性 T 細胞の表現型を示す症例も少数存在する．

> **WHO 分類の改訂ポイント**
> - 遺伝子変化について言及されている．
> - リンパ腫様胃腸症/NK 細胞性腸管症が，胃腸管緩徐進行性 T 細胞リンパ増殖異常症（indolent T-cell lymphoproliferative disorder of the gastrointestinal tract）の中で言及されている
>   （→ p96，レベルアップのために参照）．

　NK/T 細胞リンパ腫は Epstein-Barr ウイルス（EBV）と密接に関連しており，予後も不良であり，診断への理解が重要です．

a 概念・定義

　多彩な細胞の浸潤を特徴とし，節外部位に好発するリンパ腫です．浸潤形態は血管中心性で，血管壁への浸潤のため，壁の破壊，血栓形成，広範な壊死をきたすことが多くあります．基本的に EBV の関与が認められ，多くが CD56 陽性であり NK 細胞リンパ腫と考えられています．EBV^+CD56^- で細胞傷害性 T 細胞の表現型を示す症例も少数存在することから，NK/T 細胞リンパ腫と命名されています．以前，多型細網症（polymorphic reticulosis）などと呼ばれていたものや，また壊死性鼻炎（rhinitis necroticans）も本症でした．リンパ球様肉芽腫症

II章　各論-A．病理診断入門

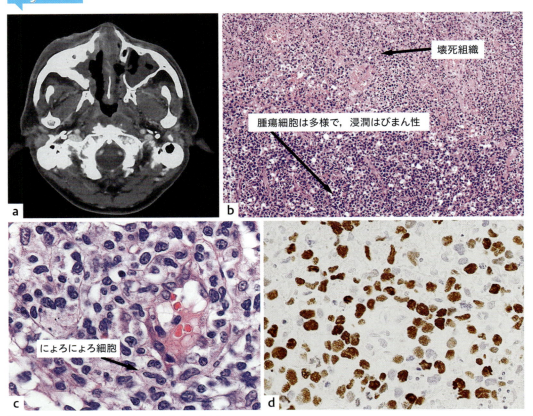

図1 節外性NK/T細胞リンパ腫・鼻型
頭部CT検査では鼻中隔を破壊する占拠性病変がみられる（**a**）．組織像では，壊死を伴い血管中心性増殖像が観察される（**b**）．拡大すると，血管中心性の増殖様式がみられ，中型の異型細胞が主体で，典型的な細長く伸びた核を有する腫瘍細胞，いわゆる"にょろにょろ"細胞が観察される（**c**）．EBER *in situ* hybridization では多くの腫瘍細胞の核にEBVの局在を示す陽性シグナルが観察される（**d**）．

　（lymphomatous granulomatosis）はpolymorphic reticulosisと同じ範疇のものと考えられていましたが，最近は別の疾患概念で，EBV陽性のT細胞豊富型B細胞リンパ増殖疾患と捉えられています．

　地理病理学的に偏在を示し，アジア，メキシコ，中南米に多く，欧米に少ないとされています．また男性に多いとされています．

　当初，鼻NK/T細胞リンパ腫（nasal NK/T-cell lymphoma）という疾患名は，典型例が鼻領域に生じるために用いられました．しかし，同じ生物学的特性をもつリンパ腫が鼻腔以外の節外部位にも発生をみることにより，節外性NK/T細胞リンパ腫・鼻型（extranodal NK/T-cell lymphoma, nasal type）との名称が与えられました．鼻型といわれるように，鼻腔を侵すことが多いです（図1a）．しかしながら他の節外領域（咽頭，口蓋，皮膚，軟部組織，消化管，睾丸）でもみられます（図2a）．二次的にリンパ節浸潤があります．通常EBVの感染がみられます[1,2]．

　予後はさまざまですが，病期III，IVは予後不良です．とくに，骨髄浸潤，皮膚浸潤や，末梢血でEBVゲノム量の多いものは予後不良です．細胞形態（大，中，小）での予後は，やや小

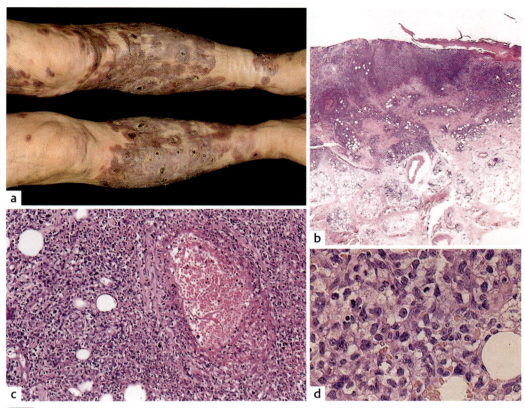

図2 皮膚のNK/T細胞リンパ腫
肉眼像では，下肢に，単発性の硬結を伴う丘疹を認める（a）．組織像として，腫瘍浸潤はびまん性で真皮から皮下組織に及ぶ（b）．血管中心性の増殖様式がみられ（c），中型，大型の腫瘍細胞が混在し，核は不整で伸張しているものが多く，クロマチンは顆粒状で，核小体は小型である（d）．

型のものがよいとされますが，とくに違いはありません．鼻以外の領域での症例は予後不良で，また薬剤耐性遺伝子をもつものは予後不良とされています．

b 組織学的所見

　組織像として，粘膜組織では広範な潰瘍化をみることが多いです．浸潤はびまん性であり，血管中心性，血管破壊性の増殖様式が約半数にみられます（図1b，2b，2c）．血管のフィブリノイド変化，凝固壊死，apoptotic bodyはしばしば認められ，ケモカイン，サイトカインなどの因子の関連が示唆されています．腫瘍細胞は多様で，小型，中型，大型，未分化大細胞型まであり，それらが混在するものもみられます．多くの症例で腫瘍組織は中型細胞（図1c，2d），または小型細胞と大型細胞の混在を示します．典型的な腫瘍細胞は細長く伸びた核を有し，核膜の不規則な切れ込みを示します．核小体は通常，目立たないか小さいです．細胞質は中等量で淡明であり，ギムザ染色捺印標本でアズール顆粒が認められます．小型リンパ球，形質細胞，好酸球，組織球などの炎症細胞の著明な浸潤がみられ，多彩な細胞構成を示します．
　EBER in situ hybridization（ISH）によるEBVの証明が重要です．EBVは腫瘍細胞に認められ（図1d），通常clonal episomal formで存在するためサザンブロット検索によるクロナリ

表1 NK 細胞と T 細胞の表現型

	T-cell (cytotoxic)	NK T cell	NK cell
NK cell antigen (CD16, 56 etc)	−+	+	+
cytoplasmic CD3 (ε) (パラフィン材料)	+	+	+−
surface CD3 (凍結材料)	+	+	−
CD4, CD8	$CD8^+ > CD4^+$	$CD8^+ > CD4^-8^- > CD4^+$	$CD4^-\ CD8^{-+}$
TCR $\alpha\beta, \gamma\delta$	+	+	−
cytotoxic granules (perforin, granzyme B)	+	+	+
killing mechanism	MHC restricted	Non-MHC restricted	Non-MHC restricted

ティーの検索が診断に有用です．地理病理学的偏在にかかわらず常に EBV 陽性であり，その病因的関与が示唆されています．

> **ワンポイントレクチャー**
>
> **T/NK 細胞か？　NK/T 細胞か？**
>
> 　T 細胞と NK 細胞は共通の幹細胞から発生するため，類似の共通の抗原発現を示すことが多く，T 細胞と NK 細胞を厳密に分けることは困難です．NK 細胞は，一般的には，CD3⁻，CD16⁺，CD56⁺で，遺伝子解析において T 細胞受容体遺伝子（TCR）は再構成しません．一方，T 細胞は，CD3⁺，CD16⁻，CD56⁻で，遺伝子解析において TCR は再構成を認めますが，T 細胞の一部は CD16 や CD56 を発現します．また，NK 細胞は CD3ε を細胞質内にもつため，cCD3 (cytoplasmic CD3, ホルマリン固定材料での CD3 染色) 陽性です．ちなみに，sCD3 (surface CD3, 凍結材料・フローサイトメトリーでの CD3 染色) は陰性です．また特殊な集団として，TCR と NK レセプターの両者をもつ NKT 細胞も報告されています．NKT 細胞は TCR Vα24 を限定して表現しています（表1）．
> 　NK/T 細胞という細胞は実際にはなく，便宜的なもので，NK 細胞と T 細胞の鑑別が完全には困難なため（とくにホルマリン材料の検索時），NK 細胞を疑い使用することが多いです．一方，T/NK 細胞は T 細胞および NK 細胞すべてを含んで使用することが多いです．

C 免疫表現型・遺伝子変化

　腫瘍細胞は CD2⁺ CD56⁺，表面 CD3⁻ 細胞質 CD3ε⁺です．また，細胞傷害性分子（granzyme B，TIA1，perforin など）が陽性です（図3, 表1）[3]．CD4，CD5，CD8，T 細胞受容体遺伝子（T-cell receptor gene：TCR）β，CD57 は陰性です．一部の症例で CD16 の発現をみることがあります．CD56 は NK/T 細胞リンパ腫のマーカーとして有用ですが特異的ではなく，他の T 細胞リンパ腫，とくに細胞傷害性分子陽性リンパ腫（肝脾 T 細胞リンパ腫，腸 T 細胞リンパ腫など）でもしばしば陽性であり，注意が必要です．

　TCR および免疫グロブリン遺伝子は胚細胞型です．病型特異的な染色体異常は知られていませんが，最も多い異常は del(6)(q21q25) または i(6)(p10) です．しかしこれが primary な異常か進展に関連した異常かは現在不明です[4]．アレイ CGH では，2q 増幅，1p36.23-p36.33，6q16.1-q27，4q12，5q34-q35.3，7q21.3-q22.1，11q22.3-q23.3，15q11.2-q14 の欠損が報

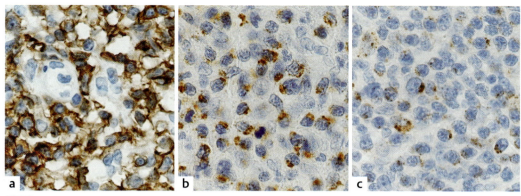

図3 節外性NK/T細胞リンパ腫・鼻型の免疫染色
腫瘍細胞は高度にCD56⁺である(**a**).TIA1,腫瘍細胞の細胞質内に微細顆粒状に陽性である(**b**).granzyme Bは,一部の腫瘍細胞において核近傍の細胞質内に顆粒状に陽性である(**c**).

告されています[5]).JAK/STATのシグナル経路(*STAT3, STAT5B, JAK3, PTPRK*)の遺伝子に変異や,メチル化がみられます.また,別経路(*KIT, CTNB1*),癌抑制遺伝子(*TP53, MGA, PRDM1, ATG5, AIM1, FOXO3, HACE1*),癌遺伝子(*RAS family, MYC*),エピジェネティック関連(*KMT2D/MLL2, ARID1A, EP300, ASXL3*),細胞周期(*CDKN2A, CDKN2B, CDKN1A*),アポトーシス関連(*FAS*)にも変異がみられます.

> 👉 **ワンポイントレクチャー**
>
> **急速進行性(アグレッシブ)NK細胞白血病(aggressive NK cell leukaemia:ANKL)**
> 　急速進行性(アグレッシブ)NK細胞白血病(ANKL)は成熟型と考えられるNK細胞が全身に増殖する疾患で,白血病の形をとる腫瘍と定義されます.日本での頻度は0.09%と報告されており,10歳代から若年成人(45歳以下が多い)に多くみられます.末梢血,骨髄,肝臓(図4),脾臓が侵されることが多いですが,あらゆる臓器に浸潤はみられます.末梢血や骨髄における腫瘍細胞数が少ない場合,一般的な白血病の概念とは異なるため,以前はaggressive NK cell leukaemia/lymphomaと呼ばれていました.またEBVの関与が強く,節外性NK/T細胞リンパ腫・鼻型とは類似点も多く,両者は同一グループの腫瘍として考えられます.発熱,全身倦怠感や体重減少など消耗性の症状を示し,播種性血管内凝固症候群,血球貪食症候群,多臓器不全を合併することが多く,生存中央値は2ヵ月以内で予後不良です.白血病細胞は正常の顆粒リンパ球と区別できないものから大型,不規則な核,凝集したクロマチンパターン,明瞭な核小体が認められる異型の強いものまでみられます.細胞質はやや好塩基性で繊細もしくは粗なアズール顆粒を有します.骨髄ではびまん性に白血病細胞の増殖を認めますが,骨髄中の腫瘍細胞が少なく診断困難な例があります.反応性の組織球を認め,ときに血球貪食像を示します.CD2⁺,sCD3⁻,cCD3またはCD3ε⁺,CD56⁺,細胞傷害性蛋白(TIA1, perforin, granzyme B)とEBER ISHに陽性であり,節外性NK/T細胞リンパ腫・鼻型の免疫マーカーと同じです.

Ⅱ章 各論-A. 病理診断入門

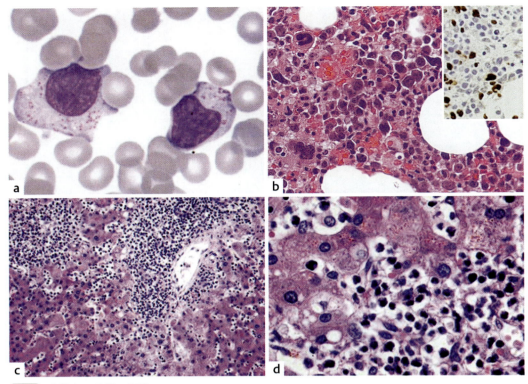

図4 末梢血，骨髄，肝臓
正常の顆粒リンパ球よりやや大きい，不規則な核を有する白血病細胞を認める．核網は凝集したクロマチンパターンをとり，核小体が認められる．細胞質はやや好塩基性で繊細なアズール顆粒を認める（**a**）．骨髄ではびまん性に中型から大型の白血病細胞の増殖を認め（**b**），EBER ISH 陽性である（**b** 右上）．肝臓では，門脈領域主体に浸潤がみられ，類洞への浸潤もみられる（**c**）．中型から大型の白血病細胞が類洞へ浸潤する像がみられる（**d**）．

🏃 レベルアップのために

リンパ腫様胃腸症/NK 細胞性腸管症（lymphomatoid gastropathy/NK-cell enteropathy：NKE）

　lymphomatoid gastropathy（NK-cell enteropathy：NKE）は，消化管の NK 細胞増殖（リンパ腫様胃症として胃に限局する病変）として最初報告された疾患です．無症状で，セリアック病や炎症性腸疾患，吸収不良症の病歴はなく，内視鏡的には，表層の潰瘍と，それを取り巻く出血や浮腫がみられ，小腸や大腸での報告もみられます．組織学的には，粘膜筋板を越え，中型の異型リンパ球の浸潤がみられ，核異型や好酸性細胞質がみられます．また背景には炎症細胞の浸潤が混在しています．粘膜を越える潰瘍やリンパ球が上皮内に浸潤する像はみられますが，腸症関連 T 細胞リンパ腫（enteropathy-associated T-cell lymphoma：EATL）で特徴的な，いわゆる典型的なリンパ上皮性病変（LEL）の像はみられません．腫瘍細胞は CD7⁺ CD56⁺，表面 CD3⁻ 細胞質 CD3ε⁺ です．また，細胞傷害性分子（granzyme B，TIA1，perforin など）が陽性です（図 5）．腫瘍細胞は TCR の再構成を示さず，EBV 陰性です．多くの症例は，無治療で病変が消失，改善し，予後良好です．そのため，予後不良の NK/T 細胞リンパ腫との鑑別が重要となります．NK/T 細胞リンパ腫は EBV 陽性であり，EBV（EBER1）*in situ* の検索は必須です[6]．

セミナー13. NK/T細胞リンパ腫

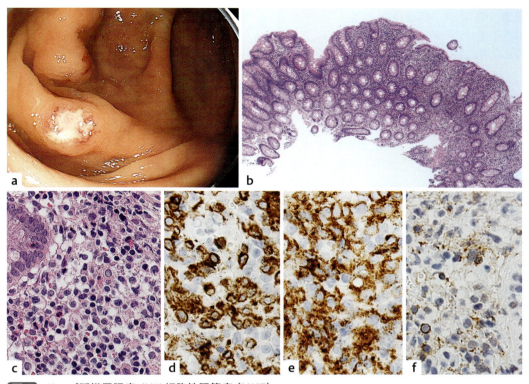

図5 リンパ腫様胃腸症/NK細胞性腸管症(NKE)
小腸肉眼像で先端に潰瘍を伴う隆起病変がみられ(a), びまん性に細胞浸潤がみられる(b). 腫瘍細胞は中型で, やや核異型を示す(c). 免疫染色でCD3が細胞質に陽性で(d), CD56(e), TIA1(f)が陽性である.

まとめ

臨床的に節外病変で, 壊死を伴い, 病理的にはEBVが確認され, CD56陽性で, 細胞傷害性分子の発現があり, NK細胞を確認することが重要です.

文献

1) Swerdlow SH et al (eds): WHO Classification of Tumours of Haematopoietic and Lymphoid Tissues, revised 4th ed, IARC Press, Lyon, 2017
2) Au WY et al: Clinicopathologic features and treatment outcome of mature T-cell and natural killer-cell lymphomas diagnosed according to the World Health Organization classification scheme: a single center experience of 10 years. Ann Oncol **16**: 206-214, 2005
3) Elenitoba-Johnson KS et al: Cytotoxic granular protein expression, Epstein-Barr virus strain type, and latent membrane protein-1 oncogene deletions in nasal T-lymphocyte/natural killer cell lymphomas from Mexico. Mod Pathol **11**: 754-761, 1998
4) Tien HF et al: Clonal chromosomal abnormalities as direct evidence for clonality in nasal T/natural killer cell lymphomas. Br J Haematol **97**: 621-625, 1997
5) Nakashima Y et al: Genome-wide array-based comparative genomic hybridization of natural killer cell lymphoma/leukemia: different genomic alteration patterns of aggressive NK-cell leukemia and extranodal Nk/T-cell lymphoma, nasal type. Genes Chromosomes Cancer **44**: 247-255, 2005
6) Takeuchi K et al: Lymphomatoid gastropathy: a distinct clinicopathologic entity of self-limited pseudo-malignant NK-cell proliferation. Blood **116**: 5631-5637, 2010

II章 各論-A. 病理診断入門

セミナー 14

ホジキンリンパ腫

セミナーの要点

- ホジキンリンパ腫の形態学的特徴は，大型の特異細胞とその背景に炎症細胞浸潤を認めることである．
- ホジキンリンパ腫は結節性リンパ球優位型ホジキンリンパ腫（NLPHL）と古典的ホジキンリンパ腫（CHL）に分類される．
- CHL は，形態学的亜分類で主に「結節硬化型」と「混合細胞型」に分けられる．
- ホジキンリンパ腫類縁疾患はホジキンリンパ腫と非常に類似した形態学的特徴を有するが，典型的な免疫組織学的特徴とは異なるものである．したがってホジキンリンパ腫との鑑別は HE 所見のみでは困難なことが多く，免疫組織学的所見が不可欠である．

WHO 分類の改訂ポイント

- ホジキンリンパ腫に関する改訂点はない．

　近年の分子生物学的解析により，ホジキンリンパ腫の腫瘍細胞の多くは B 細胞由来であることが判明し，ホジキンリンパ腫と非ホジキンリンパ腫（B 細胞型）との間で生物学的および臨床的にオーバーラップした領域の存在が認識されてきました．このセミナーではホジキンリンパ腫とその類縁疾患についてお話しますが，前半にホジキンリンパ腫について，後半にホジキンリンパ腫と非ホジキンリンパ腫との中間型・類縁疾患に着目して説明したいと思います．

I. ホジキンリンパ腫

　ホジキンリンパ腫は，1832 年に最初に報告した Thomas Hodgkin 医師の名前に因んで命名され，欧米諸国においては若年成人に発症する最も一般的な悪性腫瘍の 1 つです．しかし日本での頻度はリンパ腫全体の 10% 未満と比較的まれな腫瘍に相当します．ホジキンリンパ腫は，結節性リンパ球優位型ホジキンリンパ腫と，古典的ホジキンリンパ腫に分けられます．

I-1. 結節性リンパ球優位型ホジキンリンパ腫（NLPHL）

a 概念・定義

　結節性リンパ球優位型ホジキンリンパ腫（nodular lymphocyte predominant Hodgkin lymphoma：NLPHL）は全ホジキンリンパ腫の5%を占める極めてまれな疾患です．その臨床病理学的特徴は古典的ホジキンリンパ腫（classic Hodgkin lymphoma：CHL）と異なるものとして認識されています．

> **👍 ワンポイントレクチャー**
>
> **古典的ホジキンリンパ腫（CHL）との臨床的特徴の比較**
> 　NLPHLは30〜40歳代の男性に多く発症し，白人より黒人にやや多く，アジア人にはまれと報告されています．70〜80%の症例では臨床病期I，IIと限局期を示し，B症状は多くの症例で認められません．病変部位は末梢リンパ節腫大が主で，節外病変はまれです．緩徐な進行度で治療に反応し，10年生存割合は80〜90%と予後良好を示します．German Hodgkin Study Group（GHSG），European Task Force on Lymphoma（ETFL）による多数例報告から，NLPHLはCHLと比較して男性優位に発症し，縦隔病変が少なく限局期が多いという特徴を認めています．またCHLの危険因子（B症状，赤沈高値，bulky mass）が少ないことも報告されています．

b 組織学的所見

　弱拡大の所見では結節性の増生パターンを示すことが多く，びまん性増生を主体とするものは少数です．小型リンパ球，濾胞樹状細胞（follicular dendritic cell：FDC），組織球を背景にlymphocyte predominant（LP）細胞として知られる腫瘍細胞が点在性に認められる像を示し（図1），そのLP細胞はくびれや分葉状の核を有する大型単核細胞でポップコーン細胞とも呼ばれます．核小体はCHLのReed-Sternberg（RS）細胞と比較して小さいことも特徴です．NLPHLの鑑別疾患として，progressive transformation of germinal center（PTGC），T細胞/組織球豊富型大細胞型B細胞リンパ腫（T-cell/histiocyte-rich large B-cell lymphoma：THRBCL），リンパ球豊富型古典的ホジキンリンパ腫（lymphocyte-rich CHL）が挙げられます．

c 免疫表現型

　LP細胞は濾胞B細胞由来であり，$CD20^+$，$CD79a^+$，$BCL6^+$，$PAX5^+$，$BOB1^+$，$OCT2^+$を示します．またホジキン細胞やRS細胞と異なりCD15やCD30の発現に乏しく，Epstein-Barrウイルス（EBV）は陰性を示します．結節を形成するのはB細胞が主体ですが，T細胞が豊富な症例も認められます．LP細胞の周囲には$CD3^+/PD1^+/CD57^+$ T細胞によりロゼット形成を認めます．

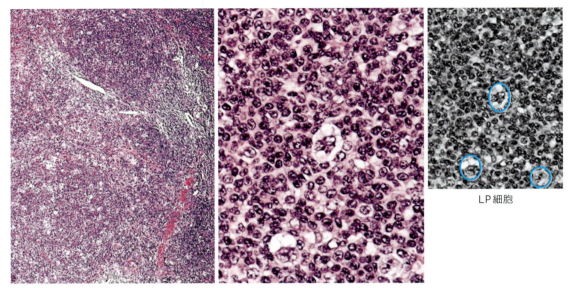

図1 結節性リンパ球優位型ホジキンリンパ腫（NLPHL）
結節性病変に lymphocyte predominant（LP）細胞を認める．LP細胞は，ポップコーン細胞とも呼ばれ，分葉状の核所見が特徴的である．

レベルアップのために

鑑別診断

① progressive transformation of germinal center（PTGC）

PTGCは反応性濾胞の中に侵入したマントル層のリンパ球により細分された胚中心を特徴とする反応性病変です．10～30％のPTGCはホジキンリンパ腫，とくにNLPHLへの移行が知られ，その臨床的関連性が報告されています．NLPHLとPTGCの形態学的鑑別点はLP細胞の有無です．

② T細胞/組織球豊富型大細胞型B細胞リンパ腫（THRBCL）

THRBCLはDLBCLの一亜型で，全DLBCLの5％以下とまれな疾患です．THRBCLとNLPHL（とくに diffuse type）は形態学的に類似します．THRBCLは臨床病期が高いものが多く，脾・肝・骨髄への浸潤が多いという特徴をもち，予後はDLBCLに類似しNLPHLより不良を示します．NLPHLのT-cell rich variantの存在からもNLPHLとTHRBCLは一連の疾患群を形成している可能性が示唆されています[1]．

③リンパ球豊富型古典的ホジキンリンパ腫

リンパ球豊富型古典的ホジキンリンパ腫はNLPHL同様に結節性病変を特徴とし，NLPHLと診断された症例の3割以上でリンパ球豊富型古典的ホジキンリンパ腫と類似した所見を認めています．免疫組織学的検索からLP細胞とHRS細胞を鑑別する必要があります．

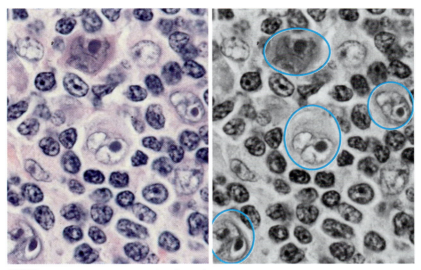

図2 古典的ホジキンリンパ腫（CHL）
古典的ホジキンリンパ腫の腫瘍細胞，Reed-Sternberg 細胞を示す．核小体が明瞭であり，2核のものが典型的である．

I-2. 古典的ホジキンリンパ腫（CHL）

a 概念・定義

　CHL は病理組織学的にホジキン細胞あるいは RS 細胞を認めることが特徴的であり，形態学的に4つの亜型（結節硬化型，混合細胞型，リンパ球豊富型，リンパ球減少型）に分かれます．これらの亜型の頻度は発生地域により異なりますが，多くは結節硬化型（nodular sclerosis：NS）と混合細胞型（mixed-cellularity：MC）で占められます．

b 組織学的所見

　ホジキンリンパ腫の病理形態学的所見は，単核および多核の特異的な巨細胞が，さまざまな反応性要素を背景に出現することを特徴とします．これらの特異細胞は一般的に Hodgkin/Reed-Sternberg (HRS) 細胞と呼ばれ，腫瘍全体を構成している細胞のごく一部を占めるに過ぎない点が特徴です（図2）．このため，ホジキンリンパ腫は真に腫瘍性か否かを巡り，長く議論の対象になりましたが，近年この特異細胞のモノクローナルな増殖が証明され，真の腫瘍であると理解されています．また分子生物学的解析手法により HRS 細胞の多くは濾胞中心 B 細胞由来であると認識されています．

c 免疫表現型

　腫瘍細胞は CD30 が明瞭に陽性，6〜7 割程度の症例で CD15 も陽性を示します．また B 細胞由来でありながら，CD20 や CD79a といった通常の B 細胞マーカーの発現に乏しいのも特徴の1つです．PAX5（B-cell lineage specific activator protein：BSAP）が弱陽性を示し，同

じく B-cell transcript factor である BOB1, OCT2 の発現は低下し，ともに陽性になることはまれである点も重要です．ごくまれに腫瘍細胞が T 細胞型を示すものが認められます[2]．

> **👍 ワンポイントレクチャー**
>
> **ホジキンリンパ腫の亜分類**
>   特異細胞の形態と背景の反応性要素の程度やパターンにより，ホジキンリンパ腫は亜分類されます．CHL の多くは，結節硬化型（NS）と混合細胞型（MC）で占められ，これらの亜分類の比率は発症地域で相違を認めること，とくに欧米諸国では NS が多く，発展途上国では MC やリンパ球減少型（LD）の比率が高いことが知られています．日本では NS と MC はほぼ同比率で認められます．
>   ホジキンリンパ腫の亜分類で重要なことは，NS か否かの類別です．典型的な NS は若年成人での発症が多く，好発部位は縦隔であり，ホジキンリンパ腫の標準治療が効果的と考えられています．また典型的な NS では腫瘍細胞が EBV 陰性であるのに対し，MC では多くの症例で EBV 陽性を示します．

Ⅲ. ホジキンリンパ腫と非ホジキンリンパ腫の境界例の存在

　1998 年に開催されたホジキンリンパ腫とその関連疾患のワークショップにて，ホジキンリンパ腫と非ホジキンリンパ腫との間で生物学的および臨床的にオーバーラップした領域 "grey zone lymphoma" に関して最初に注目されました．それから 10 年後の WHO 分類第 4 版（2008 年）にて，grey zone lymphoma に相当する疾患単位「びまん性大細胞型 B 細胞リンパ腫と古典的ホジキンリンパ腫の中間的特徴を伴う B 細胞リンパ腫・分類不能型」が採用され，WHO 分類改訂第 4 版（2017 年）にも掲載されています．ここでは CHL と非ホジキンリンパ腫の境界例について説明しますが，2 つの疾患にターゲットを絞って解説します．

Ⅲ-1. 結節硬化型古典的ホジキンリンパ腫（CHL-NS）との境界例

a　概念・定義

　びまん性大細胞型 B 細胞リンパ腫と古典的ホジキンリンパ腫の中間的特徴を伴う B 細胞リンパ腫・分類不能型［B-cell lymphoma, unclassifiable, with features intermediate between DLBCL and classic Hodgkin lymphoma］は WHO 分類第 4 版（2008 年）から新たに加えられた疾患概念で，縦隔に主病変を認め，原発性縦隔（胸腺）大細胞型 B 細胞リンパ腫［primary mediastinal (thymic) large B-cell lymphoma：PMBL］とホジキンリンパ腫（とくに結節硬化型）との境界型病変のことを示します[3]．20〜40 歳代の比較的若年男性に多く発症し，また多くの報告は欧米からのもので，日本を含めたアジアからの報告は少ない点が挙げられます．臨床的に大きな前縦隔腫瘍として発見され，診断時に腫瘍による上大静脈症候群や気道閉塞を認めることがあります．

b　組織学的所見

　間質のびまん性線維化所見と多形腫瘍細胞のシート状の増生を特徴とします．腫瘍細胞は典

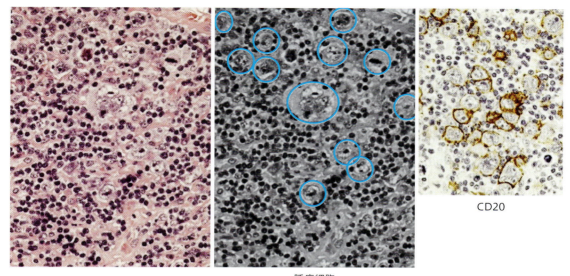

腫瘍細胞

図3 びまん性大細胞型B細胞リンパ腫と古典的ホジキンリンパ腫の中間的特徴を伴うB細胞リンパ腫・分類不能型

ホジキン様の多核巨細胞，大型細胞の混在を認める．これらの腫瘍細胞はCD20が一様に強陽性を示す．

型的なPMBLと比較して大型で多形であり，症例によってはlacunar細胞やホジキン細胞に類似した細胞が多くを占めることがあります（図3）．ある部分ではホジキンリンパ腫に類似しており，また違う部分ではDLBCLに類似するなど，その形態学的特徴は個体内でも幅広く認められる点が特徴です．

C 免疫表現型

典型例では，腫瘍細胞はCD45陽性で，CD20およびCD79aに強陽性を示すものもあります．一方，ホジキンリンパ腫と同様にCD30も陽性を示します．B細胞系腫瘍で発現増加が知られる転写因子であるPAX5，OCT2，BOB1の発現を認めることが多く，基本的にEBVは陰性です．

> **ワンポイントレクチャー**
>
> **結節硬化型古典的ホジキンリンパ腫（CHL-NS）との鑑別点**
>
> びまん性大細胞型B細胞リンパ腫と古典的ホジキンリンパ腫の中間的特徴を伴うB細胞リンパ腫・分類不能型はCHL-NSと類似した形態を有したものが存在します．腫瘍細胞はCD30陽性であり，PAX5も陽性を示しますが，CHL-NSの典型像よりB細胞マーカーの発現が強い傾向にあります．CD20強陽性を示し，またBOB1，OCT2の両方とも陽性を示すことが多く，免疫染色所見ではDLBCLに類似した所見を示します（表1）．
>
> ただしCHL-NS典型像を示した場合，腫瘍細胞がCD20の発現を認めてもホジキンリンパ腫に診断するという報告[4]が出されてから，この領域の鑑別には依然議論も多く，実臨床では鑑別が困難な症例が存在することが考えられます．

表1 結節硬化型古典的ホジキンリンパ腫（CHL-NS）との鑑別点

	CHL-NS	びまん性大細胞型B細胞リンパ腫と古典的ホジキンリンパ腫の中間的特徴を伴うB細胞リンパ腫・分類不能型
CD30	++	++
CD15	+	−
PAX5	+	++
CD20	−/+	++
BOB1/OCT2	ともに陽性となる症例はまれ	+/+
EBV	−/+	−

II-2. 混合細胞型古典的ホジキンリンパ腫（CHL-MC）との類縁疾患（とくにEBV陽性例）（EBV陽性DLBCL-NOS）

a 概念・定義

2003年，老人性EBV関連リンパ増殖異常症という名前で尾山らにより最初に報告された疾患概念[5]で，免疫機能不全や先行リンパ腫のない患者において発生するEBV陽性B細胞腫瘍です．WHO分類第4版（2008年）においてもEBV-positive DLBCL of the elderlyとして新たに分類されていましたが，そののち高齢者のみの発症ではなく若年者発症例の存在が報告され[6]，WHO分類改訂第4版（2017年）からは"of the elderly"を外し，NOSがつけられ，EBV陽性びまん性大細胞型B細胞リンパ腫・非特定型（EBV-positive diffuse large B-cell lymphoma, NOS）となりました（以下，EBV陽性DLBCL-NOSと表します）．高齢発症例ではしばしば節外臓器に病変を認めますが，若年発症例ではリンパ節が主たる病変部位となります．高齢者例においてはEBV陰性DLBCL，あるいはEBV陽性ホジキンリンパ腫と比較しても予後不良で，5年生存割合は30%以下です．

b 組織学的所見

広範な地図状壊死，小リンパ球や形質細胞，組織球など多彩な反応性背景，免疫芽球様，またホジキン細胞様大型細胞などがみられます（図4）．その病理形態は，DLBCLといえるものから，反応性要素に富んだホジキン様病変を示すものまで幅を認めます．ホジキン様所見を認めるものに関しては，ホジキンリンパ腫との鑑別を要し，本セミナーでのホジキン類縁疾患に値します．

c 免疫表現型

大型腫瘍細胞はB細胞マーカー陽性であり（図4），全症例においてEBER陽性です．多くはLMP1陽性で，症例の約20〜30%でEBNA2の発現を認めます．これはlatency 3型の感染パターンであり，加齢を含めた何らかの免疫不全状態が本疾患の背景にあることを予想させる所見です．ホジキン細胞様大型細胞は，通常$CD30^+CD15^-$です．

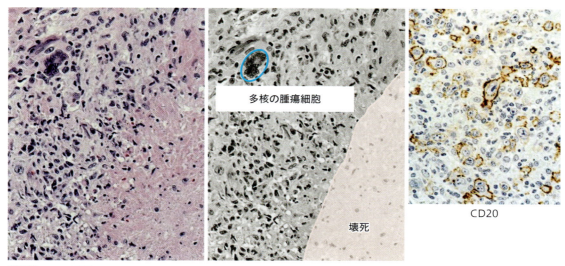

図4 EBV陽性DLBCL-NOS
反応性背景細胞が豊富な像を示し、壊死巣が目立つ症例も認められる。多核の大型腫瘍細胞が点在し、これらの腫瘍細胞はCD20陽性を示す。

👍 ワンポイントレクチャー

混合細胞型古典的ホジキンリンパ腫（CHL-MC）との鑑別点

CHL-MCではCD20陽性腫瘍細胞を認める症例であっても、その陽性パターンは腫瘍細胞間で強弱が混在します。一方EBV陽性DLBCL-NOSではCD20陽性細胞ははっきりとした染色性を示します。壊死に関しては、CHL-MCではまれであるのに対し、EBV陽性DLBCL-NOSではよく認められます（表2）。

表2 混合細胞型古典的ホジキンリンパ腫（CHL-MC）との鑑別点

	CHL-MC	EBV陽性DLBCL-NOS
腫瘍細胞		
CD20	+/-	++
CD20陽性パターン	強弱混在	単一
CD15	+	ほとんどなし
壊死	まれ	+

👍 ワンポイントレクチャー

成人T細胞白血病/リンパ腫（ATLL）の一部にホジキン類似形態をとることがあります。CHLとの鑑別は非常に難しいですが、周囲のリンパ球に核形態異常を有している症例に関しては、ATLLの可能性を加えて検討が必要でしょう。またリンパ節外病変の有無、全身状態が極めて悪い例、sIL-2Rが高値などの検査データの異常を認める症例もその可能性があります。HTLV1の検査を必ず行うようにしましょう。

> **レベルアップのために**
>
> ① grey zone lymphoma with features intermediate between EBV⁺DLBCL and EBV⁺CHL
> 　ホジキンリンパ腫と類似の形態を認め，腫瘍細胞である大型細胞が CD20 陰性～弱陽性であるにもかかわらず，PAX5，BOB1，OCT2 等の B 細胞転写因子の強発現を認める症例の存在が認識され，名古屋大学中村教授らのグループによって上記の名称で報告されました[7]．この疾患群は EBV 陽性 DLBCL と同様に EBV 陽性 CHL と比較して予後不良を示します．
>
> ② T 細胞抗原陽性ホジキンリンパ腫
> 　ホジキンリンパ腫のうち，ごく少数例ですが T 細胞性の表現型をもつホジキンリンパ腫の存在が報告されています[2]．形態学的には Hodgkin-like ALCL より腫瘍細胞が少ないものであり，よりホジキンリンパ腫に類似しています．経過中 T 細胞型非ホジキンリンパ腫である ALCL・ALK 陰性型や末梢性 T 細胞リンパ腫への進行を認める例も存在します．これらもホジキンリンパ腫と T 細胞型非ホジキンリンパ腫の境界域に存在するホジキンリンパ腫類縁疾患の 1 つとも考えられます．

表3　ホジキンリンパ腫の分類

分類	結節性リンパ球優位型ホジキンリンパ腫（NLPHL）	古典的ホジキンリンパ腫（CHL） 結節硬化型（NS） 混合細胞型（MC） リンパ球優位型（LR） リンパ球減少型（LD）
腫瘍細胞	LP 細胞	Lacunar 細胞，HRS 細胞
CD30	−	＋
CD15	−	＋
CD20	＋	−*

*：一部に CD20⁺症例
LP：lymphocyte predominant
HRS：Hodgkin/Reed-Sternberg

まとめ

　ホジキンリンパ腫の診断には，まず HE 所見でホジキンリンパ腫の像（反応性要素の多い中の特異細胞の存在）を確認することから始まります．そして，その特異細胞が免疫染色上 CD30 陽性であるかを確認します．CD30 陰性であり LP 細胞として形態学的特徴を備えているものであれば NLPHL へ，CD30 陽性であれば CHL へ区分されます（表3）．CHL の典型例は PAX5 が弱陽性で，BOB1，OCT2 のどちらか一方もしくは両方が陰性であることが特徴とされます．腫瘍細胞が PAX5 陽性であり，CD20，BOB1，OCT2 がすべて陽性になるものは，形態学的には CHL に類似していても，非ホジキンリンパ腫の DLBCL や中間型リンパ腫に区分されます．また腫瘍細胞が PAX5 陰性であった場合，T 細胞リンパ腫の可能性を考え，他の T 細胞マーカーの検索が必要となるでしょう．また背景リンパ球の観察も大切です．もし背景のリンパ球に形態異常を認めた場合，T 細胞型非ホジキンリンパ腫，とくに ATLL の可能性があることを忘れないようにしましょう．

文 献

1) Hartmann S et al : The prognostic impact of variant histology in nodular lymphocyte-predominant Hodgkin lymphoma : a report from the German Hodgkin Study Group (GHSG). Blood 122 : 4246-4252, 2013
2) Asano N et al : Cytotoxic molecule-positive classical Hodgkin's lymphoma : a clinicopathological comparison with cytotoxic molecule-positive peripheral T-cell lymphoma of not otherwise specified type. Haematologica 96 : 1636-1643, 2011
3) Swerdlow SH et al (eds) : World Health Organization Classification of Tumors : Pathology and Genetics of Tumors of Haematopoietic and Lymphoid Tissues, IARC Press, Lyon, 2008
4) Pilichowska M et al : Clinicopathologic consensus study of gray zone lymphoma with features intermediatebetween DLBCL and classical HL. Blood Adv 1 : 2600-2609, 2017
5) Oyama T et al : Senile EBV+ B-cell lymphoproliferative disorders : a clinicopathologic study of 22 patients. Am J Surg Pathol 27 : 16-26, 2003
6) Nicolae A et al : EBV-positive large B-cell lymphomas in young patients : a nodal lymphoma with evidence for a tolerogenic immune environment. Blood 126 : 863-872, 2015
7) Elsayed AA et al : Grey zone lymphoma with features intermediate between diffuse large B-cell lymphoma and classical Hodgkin lymphoma:a clinicopathologic study of 14 Epstein-Barr virus-positive cases. Histopathology 70 : 579-594, 2017

Ⅱ章　各論

B

治療方針
―標準治療とその実際

Ⅱ章　各論-B．治療方針—標準治療とその実際

セミナー **15**

濾胞性リンパ腫

セミナーの要点

- 濾胞性リンパ腫（FL）は低悪性度B細胞リンパ腫であり，年単位の緩徐な進行を示す．
- 限局期症例は，1照射野で治療可能な場合は領域放射線照射で治療される．
- 進行期症例は，低腫瘍量，高腫瘍量に分類する．低腫瘍量症例は注意深い経過観察が，高腫瘍量症例はリツキシマブ併用化学療法が標準治療である．
- 再発症例においても，組織学的形質転換がなく腫瘍量が少ない症例は注意深い経過観察をすることが勧められる．

　濾胞性リンパ腫（follicular lymphoma：FL）は長期の予後が期待できます．病状をしっかりと把握して，適切な治療を適切な時期に行うことが大切です．診療のポイントを学んでいきましょう．

a 臨床的特徴

1）頻度・病態

　FLは緩徐に進行する低悪性度B細胞リンパ腫の代表的病型で，全リンパ腫の約15％を占め，近年は増加傾向にあります．発症年齢の中央値は約60歳です．リンパ節腫大が初発症状であることがほとんどで，病変部位の生検により診断されます．初診時のAnn-Arbor臨床病期は限局期（Ⅰ～Ⅱ期）15～30％，進行期（Ⅲ～Ⅳ期）70～85％と，進行期で診断される症例が多いですが，骨髄以外の節外組織浸潤は低頻度です．このようにリンパ腫病変が全身に広がっている症例においても，リンパ腫による自覚症状を認める頻度は高くありません．

2）経過

　FLの臨床経過は長期にわたります．抗CD20抗体薬であるリツキシマブが使用されるようになり，治療効果は著しく上昇しました．しかし，FLはリツキシマブを含む化学療法を適切に行っても治癒する可能性は高くありません．再発を繰り返すことがほとんどで，経過中組織学的形質転換に注意が必要です．組織学的形質転換は，再発や病勢進行時に，FLからびまん性大細胞型B細胞リンパ腫（DLBCL）のような急速進行型のリンパ腫に変化することです．年間約5％程度，全体で20～30％の症例が組織学的形質転換を起こします．しかしリツキシ

マブが治療に使われるようになってから年間2％程度に頻度が低下してきているという報告もあります．組織学的形質転換したFLは病勢が急速で治療に難渋することが多く，再発DLBCLと同様の治療戦略がとられます．生検による確定診断が重要となります．急速なLDHの上昇，腫瘍病変の急速な増大，新しい節外病変の出現，B症状の出現，高カルシウム血症などがある場合は臨床的に形質転換を疑います．

3）予後

リツキシマブが登場する前の10年生存割合は約60％程度でしたが，リツキシマブ登場後の予後は著しく改善しています．予後予測モデルが開発され，診断時の臨床的特徴でリスク分類が可能です（表1，2）（➡ワンポイントレクチャー参照）．また，観察研究により寛解導入治療の結果が，大きく予後にかかわることが示されました．リツキシマブ併用化学療法（R-CHOP）で治療されたにもかかわらず，治療開始から2年以内に再発する症例の予後が不良であるという観察研究結果が報告されました．2年以内に進行した群では再発からの5年全生存割合は50％と，2年以内に進行しなかった症例に比べて有意に不良でした[1]．リツキシマブ併用化学療法後の寛解期間が予後に強い影響を与えることを意味します（図1）．

👍 ワンポイントレクチャー

濾胞性リンパ腫（FL）の予後予測モデル

FLの予後予測モデルとして代表的なものにFollicular Lymphoma International Prognostic Index（FLIPI），FLIPI2があります（表1，2）．FLIPIはリツキシマブ治療前の症例を対象，FLIPI2はリツキシマブで治療された症例を多く含む対象を用いて作られました．FLIPIでは低リスク群，中等度リスク群，高リスク群の5年全生存割合はそれぞれ91％，78％，51％，FLIPI2では低リスク群，中等度リスク群，高リスク群の3年無増悪生存割合はそれぞれ91％，69％，51％と層別が可能でした．FLIPIでは全生存割合，FLIPI2では無増悪生存割合をエンドポイントとしてモデル作成されたという違いがあることに注意してください．FLIPIとFLIPI2は有力な予後予測モデルですが，このモデルによるリスクに従って治療法を選択することはありません．

表1 FLIPI

予後因子	予後不良因子
年齢	61歳以上
病期	Ⅲ期またはⅣ期
ヘモグロビン	12 g/dL 未満
リンパ節領域数	5以上
血清LDH	正常上限を超える

スコア0〜1：低リスク群，2：中等度リスク群，3〜5：高リスク群
（Solal-Celigny P et al：Blood 104：1258, 2004 より引用）

表2 FLIPI2

予後因子	予後不良因子
年齢	61歳以上
ヘモグロビン	12 g/dL 未満
β_2ミクログロブリン	正常を超える
骨髄浸潤	あり
最大リンパ節病変の長径	6 cmを超える

スコア0：低リスク群，1〜2：中等度リスク群，3〜5：高リスク群
（Federico M et al：J Clin Oncol 27：4555, 2009 より引用）

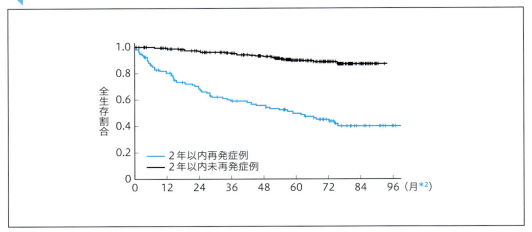

図1 National LymphoCare Study（NLCS）[*1]でR-CHOP療法を受けた588人の解析

20%の症例が診断2年以内に進行し，それらの群では，再発後5年間の全生存割合は50%，2年以内に進行しなかった症例の診断2年後からの5年全生存割合は90%であった．この研究では，早期死亡の検出は，FLIPI，FLIPI2では不可能であった．2年以内の再発は予後予測因子として，強力なものの1つであると考えられる．

[*1]：NLCSは2004年から2007年までに新しく診断された2728例の濾胞性リンパ腫を前向きに登録して行った観察研究（米国）．
[*2]：横軸は，2年以内の再発例は再発時からの時間，2年以内未再発例は診断後2年からの時間を表す．

（Casulo C et al：J Clin Oncol 33：2516-2522, 2015より引用）

b 細胞遺伝学的所見

FLは*BCL2*遺伝子（染色体18番）を含む染色体転座を有することが特徴的です．約80%の症例で*BCL2*と免疫グロブリン重鎖遺伝子（染色体14番）が転座であるt(14;18)(q23;q21)を認めます．*BCL2*は免疫グロブリン軽鎖（染色体5番または22番）と転座をすることもあります．しかし，*BCL2*の転座頻度は欧米に比べアジアでは若干低い傾向にあると報告されています．*BCL2*はアポトーシスを抑制するなどFLの病態を形成しており，治療標的ともなります．*BCL2*以外にも*CREBBP*，*EZH2*など高頻度で変異を起こしている遺伝子があります．これらの遺伝子の一部はその異常の有無が予後予測モデルに組み込まれているものもあります[2]（⇒レベルアップのために参照）．

レベルアップのために

m7-FLIPI

臨床的な予後因子と遺伝子変異解析を組み込んだ精度が高い予後予測モデル（m7-FLIPI）が開発されました[2]．R-CHOP療法で治療された症例が対象ですが，FLIPIスコア，ECOG PSなどの臨床的予後因子と*EZH2*，*ARID1A*，*MEF2B*，*EP300*，*FOXO1*，*CREBBP*，*CARD11*の7つの遺伝子の異常の有無を組み込んだ予後予測モデルです．

m7-FLIPI予後良好群の5年無失敗生存割合は77.21%，予後不良群の5年無失敗生存割合は38.29%と，m7-FLIPIは予後層別に効果的でした．今後多くの症例コホートでの検証が行われ，改善されていくと考えられます．

表3 GELF 規準と BNLI 規準

GELF 規準[*1]	BNLI 規準[*2]
以下のいずれにも該当するものを低腫瘍量と定義する．	以下のいずれにも該当しないものを無症状症例と定義する．
①節性病変，節外病変にかかわらず最大長径<7 cm ②長径 3 cm 以上の腫大リンパ節が 3 つ未満 ③全身症状（B 症状）なし ④下縁が臍線より下の脾腫（CT 上<16 cm） ⑤胸水または腹水がない（細胞内容にかかわらず） ⑥局所（硬膜，尿管，眼窩，胃腸など）の圧迫症状の危険性なし ⑦白血化（リンパ腫細胞>5,000/mm^3）なし ⑧骨髄機能障害（Hb<10 g/dL，WBC<1.0×10^9/L，血小板値<100×10^9/L）なし ⑨LDH，β_2 ミクログロブリン正常	①B 症状または痒疹 ②過去 3 ヵ月での急激な全身への病勢進行 ③生命を脅かす臓器浸潤 ④骨髄機能障害（Hb≦10 g/dL，WBC<3.0×10^9/L，または血小板値<100×10^9/L） ⑤骨病変 ⑥腎浸潤 ⑦肝浸潤

[*1]：Brice P et al：J Clin Oncol **15**：1110, 1997 より引用
[*2]：Ardeshna KM et al：Lancet **362**：516-522, 2003 より引用

C 治療方針

FL は組織学的に腫瘍細胞の centroblast の数により，grade 1, grade 2, grade 3A, grade 3B に分けられます．grade 1，2，3A は，以下で示す治療方針に基づき治療されますが，grade 3B は進行が比較的速く，*BCL2* 遺伝子変異の頻度が低いなど他の grade の FL と病態が異なり，DLBCL に準じて治療されます．

1）初発症例

初発症例は限局期，進行期（低腫瘍量，高腫瘍量）に分けて治療戦略を立てます．

a）限局期症例

限局期 FL で 1 照射野にて治療可能な症例は領域照射が標準治療です．臨床病期Ⅰまたは Ⅱ期では根治目的での放射線治療が可能であり，約 30～50％程度が治癒します．しかし，限局期症例でも，広範囲に病変があり，放射線照射野が 1 照射野を超える場合には放射線治療は適応されません．このような場合には，リツキシマブ併用化学療法が適応になる場合があります．症例により無治療で注意深い経過観察（watch and wait：W&W）も選択されます．

b）進行期症例

① 低腫瘍量症例

- W&W：FL は進行が緩やかであり，自然退縮傾向を認める症例もあります．症状がなく腫瘍量が少ない場合は，W&W が標準治療となります．腫瘍量を判断する基準として GELF（Groupe d'Etude des Lymphomes Folliculaires）規準，BNLI（British National Lymphoma Investigation）規準が用いられます（表3）（→ p114．ワンポイントレクチャー参照）．これらの基準はリツキシマブが登場する以前の臨床試験をもとに開発されました．これらの臨床試験は，各々の基準で低腫瘍量と判断された症例を，化学療法で即時治療するか，W&W を行うかを比較する無作為化第Ⅲ相試験です．両試験で，W&W と即時治療の間には，全生存割合に差は認められず[3]，低腫瘍量症例の標準治療が W&W であることが確立されました．

これらの研究結果は両規準が低腫瘍量を判断する基準として適切であることを示したことにもなります．リツキシマブ時代においても，腫瘍量の判断基準，治療介入基準として重要です．

- **リツキシマブ単独療法**：低腫瘍量症例に対してリツキシマブによる早期介入により，化学療法の導入を遅らせられることが示されており，症例により，リツキシマブ単独の早期介入を考慮します．

> **ワンポイントレクチャー**
>
> 低腫瘍量の基準の主なものとして GELF 規準と BNLI 規準があります（表3）．両規準を比べてみます．GELF 規準のほうが若干具体的な記載となっています．BLNI 規準は時間的要素（過去3ヵ月での急激な全身への病勢進行）が組み込まれているところが特徴的です．また GELF 規準の⑨ LDH 値，β_2 ミクログロブリン値は，低腫瘍量症例の診断に用いないことが多いです．実際の臨床では，GELF 規準（①〜⑧）に時間的要素（過去3ヵ月での急激な全身への病勢進行）を加えた評価で判断することが勧められます．

② 高腫瘍量症例

初発 FL で高腫瘍量症例ではリツキシマブ併用化学療法が標準治療です．リツキシマブと併用する化学療法として有望な治療は，CHOP（シクロホスファミド，ドキソルビシン，ビンクリスチン，プレドニゾロン）療法，CVP（シクロホスファミド，ビンクリスチン，プレドニゾロン）療法，ベンダムスチンです．German Low-Grade Lymphoma Study Group は未治療の進行期 FL を対象とし，CHOP 療法と R-CHOP 療法の無作為化比較試験（寛解導入後60歳未満ではインターフェロン療法と大量化学療法の無作為割付，60歳以上ではインターフェロン療法という2×2の臨床試験）を行いました[4]．この試験はプライマリエンドポイントを治療成功生存としてデザインされましたが，治療成功生存のみならず，全生存においても R-CHOP 療法群が有意差をもって CHOP 療法群に勝っていることが示されました（図2）．また CVP 療法と R-CVP 療法の比較試験も同様の結果であることが英国より報告されました．高腫瘍量初発 FL の標準治療はリツキシマブ併用化学療法であることが確立しました．

それでは R-CHOP 療法，R-CVP 療法，BR（ベンダムスチン，リツキシマブ）療法のいずれが有望でしょうか．R-CHOP 療法と R-CVP 療法の比較試験では，腫瘍縮小効果は R-CHOP 療法が優れていますが，好中球減少などの有害事象は R-CVP 療法で有意に頻度が低いことが示されています．また，R-CHOP 療法と BR 療法の比較試験では，無増悪生存割合では BR 療法が優れていましたが，全生存割合では有意差はありませんでした．現在，R-CHOP 療法，R-CVP 療法，BR 療法のいずれを選択するかは，症例の年齢，臓器機能などから総合的に判断することになります．R-CHOP 療法は6コース，R-CVP 療法は8コース，BR 療法は6コース行います．

また，リツキシマブ併用化学療法後にリツキシマブを2ヵ月ごと2年間維持投与することにより，再発リスクを下げることが示されています[5]．

2）再発症例

再発症例の治療戦略を考えるうえで重要なのは，再発時の腫瘍量と組織学的形質転換の有無

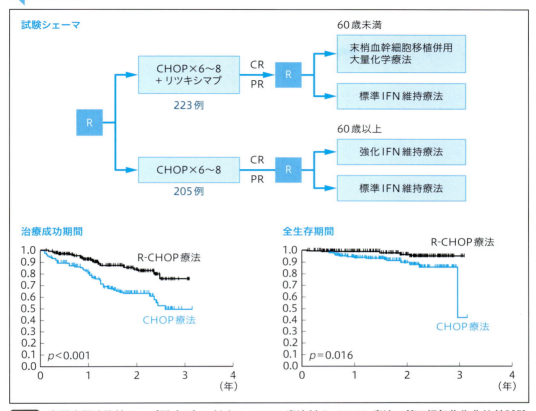

図2 高腫瘍量濾胞性リンパ腫（FL）に対する CHOP 療法対 R-CHOP 療法の第Ⅲ相無作為化比較試験
CHOP 療法にリツキシマブを加えることにより，治療成功期間，全生存期間が有意に改善した．
IFN：インターフェロン

（Hiddemann W et al：Blood **106**：3725-3732, 2005 より引用）

です．組織学的形質転換を起こしている症例は前述のように，DLBCL の再発症例と同様の治療が適応となり，以下の①〜③で示す再発 FL に適応がある治療法は選択されない場合が多くなります．再発時に CD20 抗原が陰性化する症例も散見されるため，再発時の病変の再生検は重要と考えられます．

また再発時の腫瘍量の評価も重要であり，低腫瘍量での再発症例に対する治療介入についても慎重に判断しなければなりません．再発時も，組織学的形質転換がなく，進行が緩徐で低腫瘍量である場合は W&W を選択することが勧められます．

① **ベンダムスチン**：低悪性度 B 細胞リンパ腫，マントル細胞リンパ腫に対する効果が高いアルキル化剤です．ベンダムスチンとリツキシマブ併用はフルダラビンとリツキシマブ併用と比べ，再発症例の病勢コントロールが良好であったとの研究報告があります．

② **プリン誘導体**：フルダラビン（経口，静注），クラドリビンが使用可能です．リツキシマブとの併用で半数に約 2 年の無増悪生存が期待されます．プリン誘導体は二次発癌が多いとの報告もあるので，経過観察時には注意が必要です．

③ **放射線標識モノクローナル抗体**：日本では ^{90}Y-イブリツモマブ チウキセタンが使用可能です．β 線を放出する ^{90}Y が抗 CD20 抗体に結合していることにより CD20 陽性細胞を特異的

に攻撃します．日本の開発治験において約80％の奏効割合が示されました．しかし治療後1年以内の早期再発が多い傾向にあります．

レベルアップのために

新規分子標的薬

FLに対する分子標的療法の開発が進んでいます．分子標的として代表的なものに，BTK，PI3KなどのB細胞受容体シグナル伝達経路，BCL2などがあります．BTK阻害薬のイブルチニブ，PI3Kδ阻害薬のidelalisib，BCL2阻害薬のvenetoclaxの臨床研究では，再発FLに対して単剤で高い奏効割合を示しました．リツキシマブを含め他の治療薬と併用する開発も進行しています．

まとめ

FLの治療は，初診時の症例評価が極めて重要です．CT，PET/CT，骨髄検査などにより病変の広がりを詳細に検討したうえで，限局期，進行期の診断をします．進行期症例では低腫瘍量であるか高腫瘍量であるかを評価します．各症例で適切な治療法を選択することが大切です．再発時は再生検により，組織学的形質転換の有無を検討することが重要です．また再発時も腫瘍量を評価して治療開始を検討します．

FLは予後良好ですが，治癒する可能性が低く，長期にわたり病院での治療・経過観察が必要です．

文献

1) Casulo C et al：Early Relapse of Follicular Lymphoma After Rituximab Plus Cyclophosphamide, Doxorubicin, Vincristine, and Prednisone Defines Patients at High Risk for Death：An Analysis From the National LymphoCare Study. J Clin Oncol **33**：2516-2522, 2015
2) Pastore A et al：Integration of gene mutations in risk prognostication for patients receiving first-line immunochemotherapy for follicular lymphoma：a retrospective analysis of a prospective clinical trial and validation in a population-based registry. Lancet Oncol **16**：1111-1122, 2015
3) Ardeshna KM et al：Long-term effect of a watch and wait policy versus immediate systemic treatment for asymptomatic advanced-stage non-Hodgkin lymphoma：a randomised controlled trial. Lancet **362**：516-522, 2003
4) Hiddemann W et al：Frontline therapy with rituximab added to the combination of cyclophosphamide, doxorubicin, vincristine, and prednisone（CHOP）significantly improves the outcome for patients with advanced-stage follicular lymphoma compared with therapy with CHOP alone：results of a prospective randomized study of the German Low-Grade Lymphoma Study Group. Blood **106**：3725-3732, 2005
5) Salles G et al：Rituximab maintenance for 2 years in patients with high tumour burden follicular lymphoma responding to rituximab plus chemotherapy（PRIMA）：a phase 3, randomised controlled trial. Lancet **377**：42-51, 2011

II章 各論-B. 治療方針—標準治療とその実際

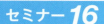

マントル細胞リンパ腫

> **セミナーの要点**
> - マントル細胞リンパ腫（MCL）は，CD5 陽性，*CCND1-IGH* 転座を特徴とする B 細胞リンパ腫で，高齢の男性に多くみられる．
> - 診断時より，リンパ節に加えて骨髄・末梢血，消化管にも病変を有することが多く，大部分の患者が進行期である．治療前の進行速度は，通常比較的速いことが多く（月の単位），急速進行性（アグレッシブ）リンパ腫に分類される．
> - 未治療 MCL に対する初回治療としては，自家移植非適応の患者ではリツキシマブ併用化学療法（R-CHOP，VR-CAP，BR など）＋/－リツキシマブ維持療法，自家移植適応の患者ではシタラビン大量療法を含むリツキシマブ併用化学療法に続いて自家移植併用大量化学療法を行う．

　マントル細胞リンパ腫（mantle cell lymphoma：MCL）では，リンパ腫細胞は小型・中型で低悪性度［緩徐進行性（インドレント）］リンパ腫との鑑別が必要ですが，実は急速進行性（アグレッシブ）リンパ腫です．しかし，この病気に対するさまざまな治療が開発されており，予後が改善しています．このセミナーでは MCL の診断と治療を学びましょう．

a 臨床的特徴

　MCL は非ホジキンリンパ腫全体の 3〜6％程度を占めるまれなリンパ腫で，診断年齢中央値は 60 歳代後半，男女比は 3：1 と明らかに男性に多くみられます．多くの患者でリンパ節腫大や脾腫大がみられますが，診断時に骨髄・末梢血，消化管に病変を有する患者が多いため，大部分の患者が診断時より病期Ⅳの進行期です．消化管病変は，典型的には内視鏡で lymphomatous polyposis の所見がみられます．無治療での進行速度は比較的速いことが多いため臨床的な分類では急速進行性（アグレッシブ）リンパ腫に分類されますが，一般的にびまん性大細胞型 B 細胞リンパ腫（DLBCL）よりも進行速度が遅いことが多いです．また，初回治療により完全奏効が得られても，多くの場合，数〜10 年の経過で再発をきたします．

b 細胞遺伝学的所見

　MCL では，ほとんどの患者で t(11；14)(q13；q32) を認めます．この染色体転座の結果，Cyclin D1（*CCND1*）遺伝子が免疫グロブリン重鎖遺伝子のエンハンサーの影響を受けて高発

現することが，MCL の腫瘍化に大きな役割を果たしています．例外的に CCND1 転座がみられない MCL があり，そのような患者の一部で CCND2 遺伝子と免疫グロブリン遺伝子との転座が認められることがあります．

> **👍 ワンポイントレクチャー**
>
> **どのようなときにマントル細胞リンパ腫（MCL）を疑うか？**
>
> 　MCL は，一般的に小型〜中型の腫瘍細胞で構成され，不明瞭な結節構造（vague nodular pattern）を呈するなど，病理組織学的には低悪性度 B 細胞リンパ腫の特徴があります．このため低悪性度 B 細胞リンパ腫の鑑別の際には，常に MCL の可能性を念頭に置く必要があります．免疫組織染色で CCND1 発現を確認したり，FISH で CCND1-IGH の確認を行ったりすることが診断のポイントとなります．低悪性度 B 細胞リンパ腫で，CD5 陽性の場合や骨髄，消化管に病変を有する場合にはとくに MCL の鑑別が必要です．一方，MCL の多形性亜型（pleomorphic variant）は形態的に DLBCL との鑑別が困難です．このため CD5 陽性 DLBCL でも MCL を念頭に置いた鑑別が勧められます．

C 治療方針

　MCL では，一部の例外的な場合を除いて，診断がついたら症状の有無や腫瘍量にかかわらず治療を開始するのが一般的です．初回治療の地固め療法としての自家造血幹細胞移植併用大量化学療法（以下，自家移植）の役割が認められており，多発性骨髄腫の未治療に対する治療方針と同様に，自家移植適応の有無により治療方針を分けて考えられることが多いです．MCL では初回治療により完全奏効が達成できても，いずれは再発をきたすことが多いです．しかし，再発・難治性 MCL に対してさまざまな治療選択肢があります．

1）自家移植非適応の MCL に対する初回治療

　未治療 MCL を対象とした無作為化比較試験で，R-CHOP 療法は CHOP 療法よりも奏効割合，完全奏効割合，治療成功期間の点で優れていたことから，MCL でも初回治療からリツキシマブを併用することが一般的です．MCL 患者の大部分を占める高齢者に代表される自家移植非適応未治療 MCL に対する治療選択肢としては，① R-CHOP（リツキシマブ，シクロホスファミド，ドキソルビシン，ビンクリスチン，プレドニゾロン）療法，② VR-CAP（ボルテゾミブ，リツキシマブ，シクロホスファミド，ドキソルビシン，プレドニゾロン）療法，③ BR（ベンダムスチン，リツキシマブ）療法が挙げられます．

a）R-CHOP 療法・リツキシマブ維持療法

　自家移植非適応の未治療 MCL 患者で R-CHOP 療法と R-FC 療法（リツキシマブ，フルダラビン，シクロホスファミド）を比較した無作為化比較試験では，治療成功期間について両者の差がみられませんでしたが，全生存期間では R-CHOP 療法が優れていました[1]．この試験では寛解導入療法により部分奏効以上が得られた場合にリツキシマブ，インターフェロンのいずれかによる維持療法に第 2 無作為化が行われましたが，R-CHOP 療法により寛解導入が行われた患者ではリツキシマブ維持療法を行ったほうが，奏効期間だけでなく全生存期間も優れていました（図1）[1]．高齢者未治療 MCL に対して R-CHOP 療法を行った場合，リツキシマブ維持療法を行うことを積極的に支持する結果と考えられます．日本では 2015 年よりリツキ

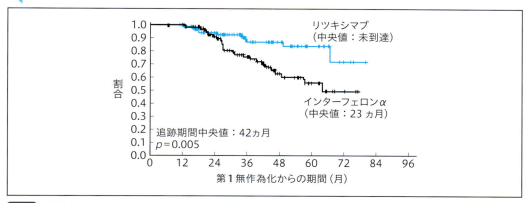

図1 高齢者 MCL に対する R-CHOP 療法後のリツキシマブ維持療法の有用性（全生存期間）
（Kluin-Nelemans HC et al：N Engl J Med **367**：520-531, 2012 より引用）

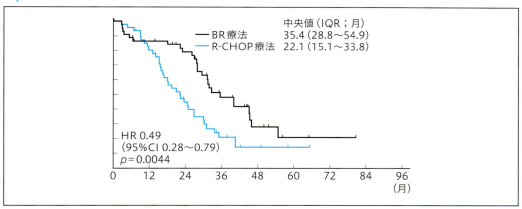

図2 未治療緩徐進行性（インドレント）B 細胞リンパ腫・MCL に対する R-CHOP 療法と BR 療法の比較試験（StiL NHL1-2003 試験）における MCL 患者のサブグループ
（Rummel MJ et al：Lancet **381**：1203-1210, 2013 より引用）

シマブ維持療法が承認されましたが，MCL もその対象と考えられます．

b） VR-CAP 療法

自家移植非適応の MCL 未治療例を対象とした R-CHOP 療法と VR-CAP 療法の無作為化比較試験では，VR-CAP 療法が無増悪生存期間において優れていました．全生存期間についても有意差はないものの，VR-CAP 療法で良好な傾向がみられています．ただし VR-CAP 療法では血小板減少が多くみられ，23％の患者で血小板輸血を要しました．このため，VR-CAP 療法を外来で行う際には注意が必要です．

c） BR 療法

緩徐進行性（インドレント）B 細胞リンパ腫と自家移植非適応の MCL 未治療例を対象としてドイツで行われた BR 療法と R-CHOP 療法の無作為化比較試験では，対象患者全体と同様に MCL のサブグループ（94 人，年齢中央値 70 歳）についても BR 療法の無増悪生存期間が優れていました（図2）[2]．同様の病型を対象として，米国で行われた BR 療法と従来の標準治

療（R-CHOP療法またはR-CVP療法）とを比較する無作為化比較試験でも，MCLのサブグループでBR療法の完全奏効割合が優れており，MCLに対するBR療法の有効性が高いことが示唆されます．BR療法では，R-CHOP療法などのアントラサイクリン系薬を含む治療と比較して，脱毛，末梢神経障害，好中球減少症などの有害事象の頻度が少ないという利点がありますが，一方で，リンパ球減少症，皮疹，血管痛などの頻度が高いという問題点もあります．とくにCD4陽性T細胞の減少が長期に持続するため，日和見感染症対策が必須です．

なお，R-CHOP療法とVR-CAP療法の無作為化比較試験，R-CHOP療法とBR療法の無作為化比較試験では，いずれもリツキシマブ維持療法が含まれていませんでした．

レベルアップのために

緩徐進行性（インドレント）MCL

MCLの一部に，無治療であっても進行速度が非常に緩徐な患者がみられます．このような場合に緩徐進行性（インドレント）MCLと呼ばれています．インドレントMCLの患者では，病変の主体が骨髄・末梢血，脾臓で，リンパ節腫大が目立たないことが多いです．CD5陽性で，*CCND1-IGH*転座がある点は通常のMCLと共通していますが，最近，MCLに特徴的なマーカーであることが認識されてきたSOX-11が陰性で，免疫グロブリン重鎖遺伝子可変領域に体細胞変異を認めることが多いなど，一般的なMCLとは対照的な細胞生物学的特徴を示す可能性が示唆されています．ただし，これらには異論もあり，今のところインドレントMCLを特徴づける細胞生物学的特徴は定まっていません．

2）自家移植適応のMCLに対する初回治療

自家移植が可能な若年者MCLに対する初回治療では，シタラビン大量療法や自家移植などの強力な治療が予後改善をもたらすと考えられており，高齢者MCLに対する初回治療よりも強力な治療が一般的に行われています．まず，無作為化比較試験により，若年者の未治療MCLではCHOP療法等による寛解導入後に自家移植を地固め療法として行うことで無増悪生存期間が改善する（ただし全生存期間には有意差がない）ことが示されています．一方，若年者の未治療MCLに対する自家移植前の化学療法としては，①北欧レジメン（強化R-CHOP療法とシタラビン大量療法の組み合わせ），②R-CHOPとR-DHAP（リツキシマブ，デキサメタゾン，シタラビン大量，シスプラチン）の交替療法[3]，③R-DHAP療法，④強化R-CHOPとCHASER（シクロホスファミド，シタラビン大量，デキサメタゾン，エトポシド，リツキシマブ）を組み合わせた治療（JCOG0406）などが報告されています．若年者MCLに対する自家移植前の化学療法としてR-CHOP療法とR-CHOP/R-DHAP交替療法を比較する臨床試験が行われ，寛解導入療法にシタラビン大量療法を含む後者を行ったほうが治療成功期間が優れており，全生存期間も優れている傾向がみられました．このため，未治療MCLで自家移植を前提とした治療を行う場合には，シタラビン大量療法を含む強力なレジメンが一般的に用いられています．若年者MCLに対する自家移植を含まない強力なレジメンとして，R-HyperCVAD/MA療法も報告されています．

最近，若年者の未治療MCLを対象として，自家移植前の寛解導入療法としてBR療法とR-HyperCVAD/MA療法とを比較する無作為化第Ⅱ相試験が行われましたが，後者で幹細胞動員不良例が多く，自家移植前の寛解導入療法としては適していないと結論されています．

3）再発・難治性 MCL に対する治療

　再発・難治性 MCL に対して日本で承認されている薬剤には，フルダラビン，クラドリビン（いずれもプリン誘導体），ベンダムスチン，^{90}Y-イブリツモマブ チウキセタン（RI 標識抗体），イブルチニブなどがあります．プリン誘導体やベンダムスチンは，単剤もしくはリツキシマブを含む多剤との併用で用いられています．このほかに急速進行性（アグレッシブ）リンパ腫に対して用いられる各種の多剤併用救援化学療法も再発・難治性 MCL に対して用いられます．MCL の若年例では，自家移植を含む初回治療が行われていることが多く，自家移植後に再発した場合，何らかの治療に続いて同種造血幹細胞移植を行うことも選択肢となります．

　再発・難治性 MCL に対する新薬として期待されているものの 1 つが BTK 阻害薬イブルチニブです．イブルチニブは，MCL に対して単剤で，日本で承認された用法・用量に合わせて用いられ，従来の治療法より奏効割合や奏効期間が優れていることが確認されています[4]．主な有害事象は軽度・中等度の下痢，倦怠感，悪心で，grade 3 以上の血液毒性は 16％にみられたのみで比較的軽度でした[4]．このほか注意すべき有害事象には心房細動や出血があります．また，再発・難治性 MCL を対象とした無作為化比較試験で，イブルチニブ単剤療法は，欧州で再発・難治性 MCL に対して承認されている mTOR 阻害薬テムシロリムス単剤療法に比べて無増悪生存期間が優れており，有害事象は軽度でした．イブルチニブ開始後にリンパ腫の進行や有害事象で中止となった患者に対しては現時点では有効な治療がなく，生存期間中央値は 1 年未満と予後不良であることが報告されています．

👍 ワンポイントレクチャー

マントル細胞リンパ腫（MCL）の予後予測因子

　MCL の予後予測モデルとして臨床的因子から計算される MCL 国際予後指数（Mantle Cell Lymphoma International Prognostic Index：MIPI）が用いられています[5]．MIPI は次のような複雑な計算式で計算されます．

$$\text{MIPI score} = [0.03535 \times 年齢（歳）] + 0.6978\,[身体活動度（ECOG）>1 の場合] + [1.367 \times \log_{10}(\text{LDH/ULN}^{*})] + [0.9393 \times \log_{10}(白血球数)]$$

　$*$：upper limit normal（正常値上限）

　年齢，身体活動度，LDH，白血球数などをスコア化し，加算のみで計算する単純化 MIPI も報告されています．このほかに，病理組織での Ki67 陽性細胞割合（MIB1 index）が MCL の予後因子であることが知られており，MIPI と Ki67 陽性細胞割合を組み合わせた生物学的 MIPI も報告されています．これらの MCL 予後予測モデルは，必ずしも治療選択のうえでの有用性は示されていませんが，MCL に対する臨床試験の患者背景を比較する際などに有用な指標となります．

まとめ

　MCL は，低悪性度 B 細胞リンパ腫と共通した病理組織学的特徴を示すことが多いですが，臨床的には急速進行性（アグレッシブ）リンパ腫に分類されるのが一般的です．治癒困難で予後不良とされていますが，MCL に合わせた治療を行うことにより従来よりも予後は改善しつつあります．未治療 MCL の治療では，初回治療としてリツキシマブ併用化学療法が勧められ

ますが，多発性骨髄腫と同様に，自家移植適応か否かで治療方針が変わってきます．自家移植が可能な患者では，アントラサイクリン，シタラビン大量療法を含む寛解導入療法に続いて地固め療法として自家移植を行い，自家移植が不可能な患者では可能ならばBR療法，CHOP療法，VR-CAP療法などの寛解導入療法後，リツキシマブ維持療法が選択肢となります．再発時には，さまざまな抗悪性腫瘍薬が選択肢となりますが，この中でもイブルチニブの有用性が期待されています．若年の再発例では同種移植の適応を検討します．

文献

1) Kluin-Nelemans HC et al：Treatment of older patients with mantle-cell lymphoma. N Engl J Med **367**：520-531, 2012
2) Rummel MJ et al：Bendamustine plus rituximab versus CHOP plus rituximab as first-line treatment for patients with indolent and mantle-cell lymphomas：an open-label, multicentre, randomised, phase 3 non-inferiority trial. Lancet **381**：1203-1210, 2013
3) Hermine O et al：Addition of high-dose cytarabine to immunochemotherapy before autologous stem-cell transplantation in patients aged 65 years or younger with mantle cell lymphoma（MCL Younger）：a randomised, open-label, phase 3 trial of the European Mantle Cell Lymphoma Network. Lancet **388**：565-575, 2016
4) Wang ML et al：Targeting BTK with ibrutinib in relapsed or refractory mantle-cell lymphoma. N Engl J Med **369**：507-516, 2013
5) Hoster E et al：A new prognostic index（MIPI）for patients with advanced-stage mantle cell lymphoma. Blood **111**：558-565, 2008

II章　各論-B．治療方針—標準治療とその実際

セミナー17

びまん性大細胞型 B 細胞リンパ腫

> **セミナーの要点**
> - びまん性大細胞型 B 細胞リンパ腫（DLBCL）は成熟型 B 細胞リンパ腫で，急速進行性（アグレッシブ）リンパ腫の代表的なもので，悪性リンパ腫の 30～40％を占める．
> - 多彩な疾患単位の集合で，表1 に示す「大細胞型 B 細胞の他のリンパ腫」以外がびまん性大細胞型 B 細胞リンパ腫・非特定型（DLBCL-NOS）とされる．
> - 月単位の進行を示し，中枢神経，消化管などの節外病変も多い．
> - 基本的に治療目標は治癒を目指し，限局期と進行期に分けて治療方針を決定する．
> - 抗悪性腫瘍薬治療はリツキシマブ併用 CHOP 療法（R-CHOP 療法）が標準治療である．
> - さまざまな危険因子や予後予測方法があるが，リスク別の標準治療は未確立である．

　WHO 分類改訂第 4 版（2017 年）での改訂点として，びまん性大細胞型 B 細胞リンパ腫・非特定型（diffuse large B-cell lymphoma, not otherwise specified：DLBCL-NOS）は，分子学的亜型として胚中心 B 細胞（GCB）型と活性化 B 細胞（ABC）型（免疫染色の場合は非 GCB 型）に大別されることが示されています[1]．表1 に示すように多くの亜型があります[1]が，頻度が最も高い，DLBCL-NOS を中心に話をします．治癒を目指すことが治療の目的ですので，緩和的な治療については触れません．また，DLBCL と書いている場合は，DLBCL-NOS のことです．

a 臨床的特徴

　発症年齢は 60～70 歳代に多く，年齢中央値は 70 歳です．DLBCL は非ホジキンリンパ腫の 25～50％を占め，免疫能が低下した状態は発症の危険因子で，Epstein-Barr ウイルス（EBV）が関与することがしばしばあり，アジアでは 10％程度と考えられています．そして，この場合は EBV 陽性 DLBCL や慢性炎症関連 DLBCL と診断されます．6 割が節外に発生し，胃や回盲部といった消化管が好発部位ですが，骨，精巣，脾臓など，全身どこにでも発生します．中枢神経や精巣は，免疫学的に特別な場所であり，通常の方法では抗悪性腫瘍薬は到達しないために，特別な治療方法があります．腎臓や副腎に病変がある場合は中枢神経浸潤の危険因子です．
　病期の決定や治療の評価のために骨髄浸潤の有無を調べる場合に，フローサイトメトリー，骨髄病理組織の免疫染色や分子生物学的検査をすると検出感度が上がりますので，実施してください．ただ，最近では FDG-PET 検査が陰性であれば，骨髄検査は不要ではないかという

表1 大細胞型リンパ腫

びまん性大細胞型B細胞リンパ腫・非特定型
分子学的亜型
胚中心B細胞型
活性化B細胞型
大細胞型B細胞の他のリンパ腫
T細胞/組織球豊富型大細胞型B細胞リンパ腫
原発性中枢神経系びまん性大細胞型B細胞リンパ腫
原発性皮膚びまん性大細胞型B細胞リンパ腫・下肢型
EBV陽性びまん性大細胞型B細胞リンパ腫・非特定型
リンパ腫様肉芽腫症
IRF4再構成を伴うびまん性大細胞型B細胞リンパ腫
原発性縦隔（胸腺）大細胞型B細胞リンパ腫
血管内大細胞型B細胞リンパ腫
ALK陽性大細胞型B細胞リンパ腫
形質芽球性リンパ腫
HHV8陽性びまん性大細胞型B細胞リンパ腫*
原発性体腔液リンパ腫
高悪性度B細胞リンパ腫
MYCおよびBCL2とBCL6の両方か一方の再構成を伴う高悪性度B細胞リンパ腫
高悪性度B細胞リンパ腫・非特定型
B細胞リンパ腫・分類不能型
びまん性大細胞型B細胞リンパ腫と古典的ホジキンリンパ腫の中間的特徴を伴うB細胞リンパ腫・分類不能型

＊：暫定項目

指摘をされています[2]が，治療を決定する場合はできる検査は全部するほうが，安心できると筆者は考えています．

　病変の進行は月単位で，比較的進行が速いです．約半数は病期がⅠ期かⅡ期です．病期診断にはFDG-PETが使用されます．多くの患者は無症状ですが，B症状がみられることもあります．節外に生じた場合は，発生部位によって症状が異なります．

b 細胞遺伝学的所見

　細胞起源によりGCB型かABC型（非GCB型）に分けられ，通常のR-CHOP療法ではABC型の予後が不良です[3]．アジアではGCB型が欧米に比べて少ないことがわかっています．どちらの型かの決定は，DNA発現プロファイリングを用いて行いますが，実臨床では不可能です．研究的にホルマリン固定パラフィン包埋（FFPE）標本を用いた組織でも，GCB型とABC型が区別可能な方法（Lymph2Cx assay）が報告されています[4]．しかし，実際の臨床では，CD10，BCL6，MUM1に対する抗体を使ったHansの基準で分けていることがほとんどです[3]．GCB型とABC型は，欧米では治療法が異なるようになりつつありますので，WHO分類改訂第4版（2017年）[1]ではどちらの型かを調べることが推奨されています．日本でも再発・難治の慢性リンパ球性白血病に使われる，BTK阻害薬イブルチニブ，骨髄腫の治療薬であるプロテアソーム阻害薬ボルテゾミブや免疫調整薬レナリドミドとR-CHOP療法の併用が，

ABC 型には有効であることが報告されているからです．しかし，残念ながらこれらの薬剤は日本では保険適用外ですので，GCB 型と ABC 型を分けても治療方法は現時点では異なりません．

染色体異常は，3q27（BCL6）異常が 30％にみられます．この異常は ABC 型に多いとされています．GCB 型と ABC 型に特徴のある遺伝子異常の報告が多数されていますが，残念ながらこれに沿って DLBCL の治療が変わることは現在ではまだありません．ただ EZH2 阻害薬などの新規の分子標的薬の開発が急速に進んでいますので，これらのことを理解しておくことは大切です．

c 病期と予後予測モデル

病期分類には Ann Arbor 分類，予後予測モデルとしては国際予後指標（IPI）が広く用いられていますが，病期分類，治療効果判定のために新たなガイドライン（Lugano 分類）が提唱されています[2]（➡セミナー 7 参照）．IPI は 61 歳以上，病期Ⅲ期以上，節外病変 2 個以上，Performance Status（PS）2〜4，血清 LDH 正常値以上が不良因子で層別化され有用ですが，このモデルにより実際に治療方法を変更することは，現時点ではありません．また，MYC や BCL2 の異常が同時にあると予後が不良であることが知られています．これら両方の遺伝子異常がある場合にダブルヒット（double hit）リンパ腫と呼び，表1 に示したように高悪性度と考えられます．また，両方の蛋白が過剰発現を示す場合はダブルイクスプレッサー（double expresser）と呼ばれ，ダブルヒットリンパ腫と同様に予後不良であるとされます[5]（➡レベルアップのために参照）．

> **レベルアップのために**
>
> WHO 分類改訂第 4 版（2017 年）では，「*MYC* および *BCL2* と *BCL6* の両方か一方の再構成を伴う高悪性度 B 細胞リンパ腫」が明示されました．いわゆるダブルヒットリンパ腫といわれ，予後不良であるものです．表1 にはありませんが，ダブルイクスプレッサーリンパ腫と呼ばれる BCL2 と MYC 蛋白の両方が発現するものが，予後不良であると報告されています（➡セミナー 11 参照）．ドイツの研究グループからは GCB 型とか ABC 型といった区別では，予後に差がみられなかったという今までの定説と異なる報告もあり，今後，どのように研究が展開するのか注目されます．これらのことをまとめてリスク評価したものを図1 に示します[4]．また，このような結果をもとに，これらの予後不良とされている DLBCL の治療法が確立されることが必要と考えられます[5]．

d 治　療

抗悪性腫瘍薬が治療の中心で，そのなかでも抗 CD20 抗体であるリツキシマブを併用した R-CHOP（リツキシマブ，シクロホスファミド，ドキソルビシン，ビンクリスチン，プレドニゾロン）療法が標準治療です．治療効果の判定は，FDG-PET 検査で実施します．

1）限局期の治療

リツキシマブ導入以前は，CHOP 療法 8 コースと比較して CHOP 療法 3 コース＋領域放射

Ⅱ章　各論-B．治療方針—標準治療とその実際

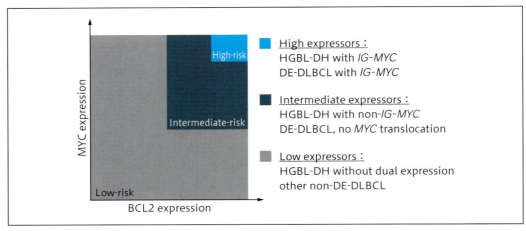

図1 MYCとBCL2によるDLBCLのリスク評価モデル
HGBL：high-grade B-cell lymphoma
DH：double hit
IG-MYC：immunoglobulin-MYC
DE：double expressor translocation (HGBL) with rearrangements of *MYC* and *BCL2* and/or *BCL6*
(Daviers A：Hematology Am Soc Hematol Educ Program **2017**：284-294, 2017 より引用)

線照射（involved field radiotherapy：IFRT）が，無増悪生存期間（PFS）と全生存期間（OS）で有意に良好であったので，CHOP療法3コース＋IFRTが標準治療でした．しかし，長期の観察の結果では差がなくなっています．また，現在ではCHOP療法ではなくR-CHOP療法が標準治療ですが，R-CHOP療法3コース＋IFRTとR-CHOP療法6～8コースの直接比較をした大規模な臨床試験がありません．

そのために，どちらがよいかは明確ではありませんが，米国の研究グループが実施した，stage-modified IPI［年齢＞60歳，巨大腫瘍（bulky mass）のないⅡ期，LDH＞正常値，PS≧2］で，1つ以上の因子がある限局期DLBCLに対して，R-CHOP療法3コース＋IFRT（40～46 Gy）の治療成績が，以前実施された臨床試験の成績より良好ということで，限局期においてもR-CHOP療法が推奨されます．また初期治療で完全奏効（CR）が得られた場合は，無治療経過観察をします．FDG-PET陽性残存腫瘍がある場合は，実施可能であれば追加の放射線治療を考慮します．

欧米を中心に実施された研究を紹介します（図2）．60歳未満で，IPIの予後因子数が0または1，bulky massを有するⅠ期とⅡ～Ⅳ期のDLBCLを対象としたCHOP療法6コース（411人）とR-CHOP療法6コース（413人）の大規模比較試験が実施されました．R-CHOP療法により6年無イベント生存割合74.3％，OSは90.1％と良好であり，ここでもR-CHOP療法の優位性が示されました．この試験の登録者の70％は限局期でしたので，放射線治療をしなくてもR-CHOP療法6コースでもよいのではないかと考えられています．現時点ではどちらがよいのかはわからないということです．

ここで考えないといけないのは，腫瘍のできた部位，年齢や併存疾患などです．若い女性で，縦隔や後腹膜に限局している場合に，放射線照射をすることで将来，乳癌などの二次癌の発生や不妊といった晩期の有害事象のことを考慮すると，できれば放射線照射はしたくはありません．また，両側の顎下部を中心に放射線照射がされる場合は，唾液分泌が悪くなり，以後のQOLが著しく低下します．逆に，併存疾患として糖尿病がある場合のプレドニゾロンの使

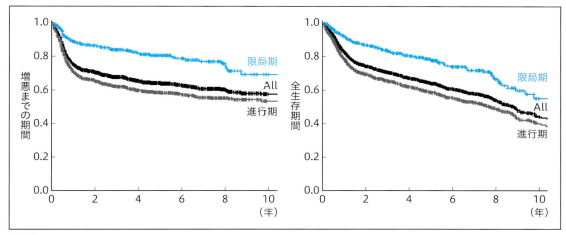

図2 病期による DLBCL に対する R-CHOP 療法の治療成績
全体 1660 人，限局期 433 人，進行期；n＝1227 人．
カナダ British Columbia 州のデータ（2001-2013）．

(Sehn LH et al：Blood **125**：22-32, 2015 より引用)

用による悪化や，心臓病がある場合のドキソルビシンによる心機能の悪化などを考慮すると，R-CHOP 療法のコース数が少ないほうを選択するほうがよいと思われます．このように，どのような治療法であればメリットが多いのかを考慮して，治療法の選択をすることが重要です．

2）進行期の治療

標準治療は，R-CHOP 療法 6〜8 コースです．これは複数の大規模な第Ⅲ相比較試験とメタ解析による結果です．初期治療で CR が得られた場合は，無治療経過観察をします．bulky mass が治療前に存在していた場合は追加の放射線治療を考慮します．また，FDG-PET 陽性の残存腫瘍がある場合は，放射線治療が実施可能な状況であれば，同様に考慮します．

若年者で IPI の高〜中等度リスク群，高リスク群では自家造血幹細胞移植併用大量化学療法（high-dose chemotherapy with autologous hematopoietic stem cell transplantation：HDC/AHSCT）による地固め療法により予後が改善する可能性があり，実臨床でも実施されることがありますが，推奨できるだけの高いエビデンスは残念ながらありません．

3）高齢者に対する治療

DLBCL は，日本では 65 歳以上が 2/3 を占めます．ご存知のように年齢とともに併存疾患が増えていき，これらは累積疾患評価尺度（cumulative illuness rating scale：CIRS）などで評価され，併存疾患が予後に影響を与えることが示されています．また，高齢者機能評価（geriatric assessment：GA）が，高齢者の評価として有効であり，使用されています．

高齢者では，単純に年齢だけではなく，フィットネスで治療法の選択をすることが推奨されています[5]．"fit"，"unfit"，や "frail" といった区分が用いられます（→p129，**ワンポイントレクチャー**参照）．このフィットネスは，現時点では統一された基準があるわけではありませんし，高齢者に対する臨床試験は乏しく，きちんとしたエビデンスはありません．試験ごとに決められているものを，実際の臨床でも使用しています．コホート研究で，高齢 DLBCL 患者 173 名（年齢中央値 77 歳）をフィットネスにより，fit 群：79 名（年齢中央値 74 歳），unfit 群：

Key Slide

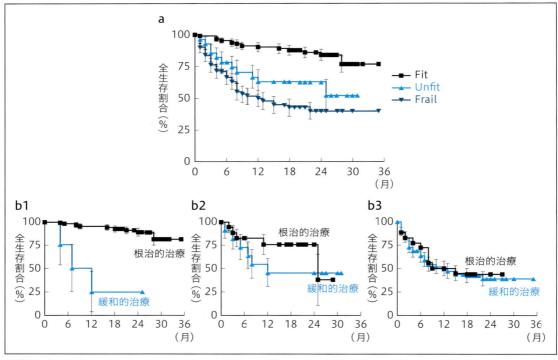

図3 高齢者機能評価（GA）は高齢者 DLBCL の治療方針決定に有用
a：フィットネスによる高齢者 DLBCL 患者の生存曲線
b：各フィットネス群内の治療法による生存曲線
b1：fit, b2：unfit, b3：frail

（Tucci A et al：Leuk Lymphoma **56**：921-926, 2015 より引用）

表2 フィットネスを規定する条件の例

	CGA category		
	Fit	Unfit	Frail
ADL	6	5*	≦4*
IADL	8	6〜7*	≦5*
CIRS-G	No comorbidity score 3〜4 and <5 comorbidities score 2	No comorbidity score 3〜4 and 5〜8 comorbidities score 2	≧1 Comorbidity score 3〜4 or >8 comorbidities score 2
年齢		≧80 fit	≧80 unfit

ADL：activity of daily living, IADL：instrumental activity of daily living, CIRS-G：Cumulative Illness Rating Score for Geriatrics, CGA：comprehensive geriatric assessment.
*：Number of residual functions.

（Tucci A et al：Leuk Lymphoma **56**：921-926, 2015 より引用）

28名（年齢中央値79歳），frail 群：66名（年齢中央値81歳）に分けて検討し，R-CHOP 療法の治癒を目指す治療量（Curative 量）は標準治療の70％以上と規定しています．fit の患者には標準治療を実施すれば高齢者でも治癒を目指すことが示唆されます（図3）[6]．この研究で用いられた，フィットネスの基準は ADL（activity of daily living），IADL（instrumental activity of daily living），CIRS-G（Cumulative Illness Rating Score for Geriatrics）と年齢の4

項目です（表2）．また，この試験では，GAの評価とは別に，治療法の選択が実施されています．それから，この試験では80歳以上はすべて"fit"にはなりませんが，DLBCLは治癒が望めるリンパ腫で，年齢だけで標準治療をあきらめてよいのか疑問が残ります．このように高齢者の治療はさまざまな要因がありますので，リンパ腫細胞の特徴，身体的な状況，社会・経済的な状況に加えて，患者の希望をよく聞き，相談しながら治療していくことが極めて大切と考えられます．患者の「満足度」の高い治療を，患者と一緒に作り上げていくことを念頭に，高齢者に対する標準治療の確立をしなくてはなりません．

> 👍 **ワンポイントレクチャー**
>
> **高齢者のフィットネス（fitness）**[6]
>
> 世界保健機関（WHO）は高齢者を「65歳以上」と定義しています．日本では，法律などから65～74歳までを「前期高齢者」，75歳以上を「後期高齢者」と規定しています．高齢者の特徴は多様性です．高齢者でも，"fit"は通常の標準治療が受けられる状態の方で，"unfit"は，標準治療が受けられない状態の方です．"unfit"には，2つのグループが含まれます．1つは"frail"で，積極的な治療適応がないと思われる状態です．もう1つが"vulnerable"や狭義の意味で"unfit"といわれる場合で，標準治療を受けることはできませんが，何らかの治療を受けることができる状態のことです．概念的には納得しやすいのですが，統一の基準もなく，標準治療も治療強度が異なりますので，治療法ごとに判断することが大切です．
>
> 高齢者機能評価（GA）は有用ですが，それだけでunfitやfrailを明確に分けられるものでもありませんし，生存期間の予後予測になることを明確に示すエビデンスは今のところありません．高齢者の治療をどのように実施するのか，とくにDLBCLのように治癒が望める治療の場合は慎重な判断が必要と考えられます．

4）特殊な部位の治療

a）中枢神経原発DLBCL

脳血管関門があるために，R-CHOP療法ではなく，大量メトトレキサート療法を中心に治療されます．放射線治療を併用するほうが治療成績がよいのですが，高齢者を中心に晩期毒性が問題になっており，治療成績を低下させずに放射線治療の強度を下げることができるかが臨床的課題となっています．また，多くがABC型であり，それに対して，BTK阻害薬であるイブルチニブの有効性が示されていますので，将来的にこれらの分子標的薬による治療が加わる可能性が高いですが，現時点では保険適用外です．

b）精巣原発DLBCL

基本的な治療はR-CHOP療法ですが，精巣には直接的に薬剤が届かないことと，高頻度に中枢神経再発をきたすことが知られていますので，メトトレキサートの予防的な髄注と対側の精巣への放射線照射が実施されます．

5）再発・難治例の治療

再燃すると，一般的には65歳以下のfitの患者は，二次治療（救援治療）が奏効する場合は，HDC/AHSCTが標準治療です．救援治療として，DHAP（デキサメタゾン，シタラビン，シスプラチン）療法，ICE（リツキシマブ，イホスファミド，カルボプラチン，エトポシド）療法，GDP（ゲムシタビン，デキサメタゾン，シスプラチン）療法や，日本で開発された，CHASE（シクロホスファミド，シタラビン大量，デキサメタゾン，エトポシド）療法などが

あります．リツキシマブを加えた R-ICE 療法と R-DHAP 療法を比較した試験では，GCB 型のほうが ABC 型より治療成績がよく，とくに R-DHAP 療法による GCB 型の治療成績が良好でした．また DHAP 療法と外来でも実施可能な GDP 療法の比較試験では，GDP 療法の非劣性が証明されています．どの救援治療が優れているのか，現時点では明確ではありませんので，患者の状態，施設での汎用度などを考慮して実施されるとよいと思います．

自家移植後の再発例や治療抵抗性である場合には，同種移植は実施されていますが，治療関連死亡率が高く，前処置，移植時期，造血幹細胞のソースなどのさまざまな要因がありますので，状況に応じた選択が重要と考えられます．

6）新しい治療

リツキシマブの維持療法は，高腫瘍量の濾胞性リンパ腫などの一部のリンパ腫では PFS の延長が得られ，有効性が示されましたが，DLBCL では示されませんでした．しかし，フランスの研究グループから，骨髄腫の治療で日本でも使用可能なレナリドミド（成人 T 細胞白血病／リンパ腫以外のリンパ腫には保険適用外）の維持療法により PFS が延長することが比較試験で示されました．今後，日本でも再発・難治性慢性リンパ球性白血病治療薬の BTK 阻害薬イブルチニブを加えた治療法など，さまざまな分子標的薬の開発がされ，unfit の基準も変わってくるかもしれません．

まとめ

DLBCL の治療は，原則的には治癒を目指します．R-CHOP 療法が標準治療であり，病期の決定や治療効果の判定に FDG-PET 検査が実施されます．高齢者は，フィットネスに応じた治療選択をすることが大切です．再発例は救援治療を実施し，治療反応性が PR 以上であれば自家移植を考慮します．臨床的な予後因子だけでなく，GCB 型や ABC 型といった細胞起源，BCL2 や MYC などの分子による層別化が進み，それらに基づく治療の層別化がされる時代が近づいています．

文 献

1) Gascoyne RD et al：Diffuse large B-cell lymphoma. WHO Classification of Tumours of Haematopoietic and Lymphoid Tissues, revised 4th ed, Swerdlow SH et al（eds），IARC Press, Lyon, p291-297, 2017
2) Cheson BD et al：Recommendations for initial evaluation, staging, and response assessment of Hodgkin and non-Hodgkin lymphoma：the Lugano classification. J Clin Oncol 32：3059-3068, 2014
3) Sehn LH et al：Diffuse large B-cell lymphoma：optimizing outcome in the context of clinical and biologic heterogeneity. Blood 125：22-32, 2015
4) Daviers A：Tailoring front-line therapy in diffuse large B-cell lymphoma：who should we treat differently? Hematology Am Soc Hematol Educ Program 2017：284-294, 2017
5) Staiger AM et al：Clinical Impact of the Cell-of-Origin Classification and the MYC/BCL2 Dual Expresser Status in Diffuse Large B-Cell Lymphoma Treated Within Prospective Clinical Trials of the German High-Grade Non-Hodgkin's Lymphoma Study Group. J Clin Oncol 35：2515-2526, 2017
6) Tucci A et al：Comprehensive geriatric assessment is an essential tool to support treatment decisions in elderly patients with diffuse large B-cell lymphoma：a prospective multicenter evaluation in 173 patients by the Lymphoma Italian Foundation（FIL）. Leuk Lymphoma 56 921-926, 2015

Ⅱ章 各論-B. 治療方針―標準治療とその実際

セミナー **18**

T細胞リンパ腫

> **セミナーの要点**
> - 未分化大細胞型リンパ腫（ALCL）・ALK陽性型を除く末梢性T細胞リンパ腫（PTCL）は，びまん性大細胞型B細胞リンパ腫（DLBCL）に比べCHOP療法での治療成績は不良である．しかし，CHOP療法より明らかに優れた治療成績を示す化学療法の第Ⅲ相試験の報告はない．
> - ALCL・ALK陰性型に比べ，ALCL・ALK陽性型はCHOP療法により約60～70％の長期生存が得られるため，ALK蛋白の検索は重要である．

　末梢性T細胞リンパ腫（peripheral T-cell lymphoma：PTCL）は，成熟T細胞が単クローン性に増殖した腫瘍の総称であり，その中で頻度が高いものは，末梢性T細胞リンパ腫・非特定型（PTCL, not otherwise specified：PTCL-NOS），未分化大細胞型リンパ腫（anaplastic large cell lymphoma：ALCL），血管免疫芽球性T細胞リンパ腫（angioimmunoblastic T-cell lymphoma：AITL）です．日本においては，成人T細胞白血病/リンパ腫（ATLL），節外性NK/T細胞リンパ腫・鼻型の相対頻度が高くなります．

　このセミナーでは，PTCLの中で頻度の高い，PTCL-NOS，ALCL，AITLについてお話ししたいと思います．

a 臨床的特徴

1）頻度

　国際T細胞リンパ腫プロジェクト（International T-cell Lymphoma Project：iTCLP）の検討ではT/NK細胞リンパ腫のうち，PTCL 25.9％，AITL 18.5％，ALCL・ALK陽性型6.6％，ALCL・ALK陰性型5.5％を占めています[1]．

2）未分化大細胞型リンパ腫（ALCL）の臨床的特徴

a) ALCL・ALK陽性型

　30歳以下の男性に多く，50％以上でB症状を伴い，半数以上が初発時進行病期です．国際予後指数（IPI）でみると，低/低～中リスク群が約70％を占めます．リンパ節を主病変としますが，節外病変浸潤も高頻度に認め，骨髄，骨，皮下組織，肺，皮膚にみられます．しかし，消化管や中枢神経浸潤はまれです．

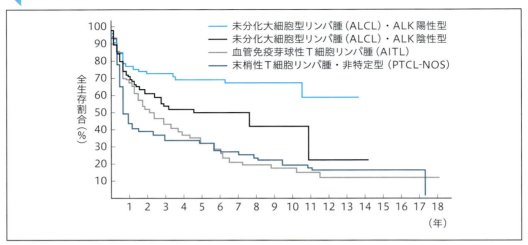

図1 国際T細胞リンパ腫プロジェクト（iTCLP）によるT細胞リンパ腫の生存曲線
（Vose J et al：J Clin Oncol 26：4124-4130, 2008 を参考に筆者作成）

b）ALCL・ALK陰性型
　40〜65歳の中高齢男性に多く，B症状を伴い，進行病期症例が多いといわれています．リンパ節を主病変としますが，節外病変浸潤では，皮膚，軟部組織，消化管，肝臓が高頻度です．

3）血管免疫芽球性T細胞リンパ腫（AITL）の臨床的特徴
　高齢者にみられることが多く，ほとんどが全身性リンパ節腫脹をきたします（90％近くが進行臨床病期）．脾臓，肝臓，皮膚，骨髄などに病変を認めることが多いです．検査所見においては，多クローン性高ガンマグロブリン血症や自己抗体の出現が特徴的であり，全身症状の出現などを伴います．反応性リンパ節腫大や薬物性リンパ節炎などの良性疾患において，AITLと類似した病理像をとる場合があり，臨床的に鑑別が必要となることがあるので，臨床症状をしっかり病理医に伝えることも必要です．

4）末梢性T細胞リンパ腫・非特定型（PTCL-NOS）の臨床的特徴
　PTCL-NOSは not otherwise specified（NOS）と病名につけられているとおり，病理診断学的・生物学的，また予後の面をとっても不均一であり，waste basket 的な病型です．小児には少なく，男女比は約2：1で，初発時に全身リンパ節腫脹をきたしていることがほとんどであり，進行病期，B症状を認めることが多いです．皮膚や消化管に浸潤を認めることが多いのに対し，肺や唾液腺，中枢神経浸潤はまれです．検査所見は汎血球減少や血清LDH上昇，好酸球増多などを認めることがあります．

5）予後
　PTCLは疾患単位によって予後が異なります．iTCLPによるとALCL・ALK陽性型が最も予後良好な病型であり，ALCL・ALK陰性型がそれに続き，PTCL-NOSとAITLはともに予後不良です（図1）．

b 細胞遺伝学的所見

遺伝子解析において，PTCL のすべての病型が T 細胞受容体遺伝子（TCR）β および γ 鎖の再構成を認めます．ALCL・ALK 陽性型以外は疾患特異的な染色体異常は認められません．ALCL・ALK 陽性型は，t(2;5)(p23;q35)，t(1;2)(q25;p23) など，2 番染色体上に位置する *ALK* 遺伝子の転座を認めます．

c 治療方針

1) 初発時

a) PTCL-NOS

化学療法として，一般的に CHOP（シクロホスファミド，ドキソルビシン，ビンクリスチン，プレドニゾロン）療法が広く行われていますが，DLBCL に比べ予後不良であり，5 年生存割合は 40％以下です．CHOP 療法より明らかに優れた成績を示す化学療法の第Ⅲ相試験の報告はなく，そのため標準レジメンは確立していません．NCCN（National Comprehensive Cancer Network）ガイドラインにおいては，CHOP 療法と並んで臨床試験への参加を推奨されています[2]．

また，化学療法単独では予後不良のため，NCCN ガイドラインにはオプションの 1 つとして，高リスクで初回完全奏効（CR）後の地固め療法として自家造血幹細胞移植併用大量化学療法（HDC/AHSCT）が記載されています[3]．しかし，現時点では化学療法と比較した無作為化比較試験の成績はなく，臨床試験として実施する必要があります．

b) ALCL

ALCL・ALK 陽性型は ALCL・ALK 陰性型に比べ有意に予後良好です．CHOP 療法による ALCL・ALK 陽性型の 5 年生存割合は約 70％であるのに対し，ALCL・ALK 陰性型は約 40〜50％と低下しています．NCCN ガイドラインにおいても，ALCL・ALK 陽性型に対しては CHOP 療法か CHOEP（シクロホスファミド，ドキソルビシン，ビンクリスチン，エトポシド，プレドニゾロン）療法が推奨されています．

日本血液学会の「造血器腫瘍診療ガイドライン」においては，ALCL・ALK 陽性型では CHOP 療法［限局期では領域放射線照射（IFRT）を追加］が初回治療として推奨されています．

一方，初発 ALCL・ALK 陰性型は PTCL-NOS と同様に CHOP 療法が一般的に広く行われていますが，予後はよいわけではないため，標準治療レジメンは確定しておらず，臨床試験への参加が推奨されています．また，ALCL・ALK 陽性型では約 70％の症例で長期生存が可能なため，IPI において，低リスク群の場合に地固め療法としての HDC/AHSCT は推奨されていません．

c) AITL

AITL に対する標準治療は確立されておらず，CHOP 療法または CHOP 類似療法が一般的に行われてはいますが，多剤併用化学療法における治療成績は不良です．

> **ワンポイントレクチャー**
>
> 　皮膚のT細胞リンパ腫の中に原発性皮膚未分化大細胞型リンパ腫（cALCL）というものがあります．節性のALCLと病理所見は似ており，CD30陽性異型細胞がシート状に増殖します．臨床所見としては，孤立性または限局性の結節または腫瘤（しばしば潰瘍化）を形成しますが，自然消退や皮膚再発を繰り返し，緩徐進行性（インドレント）な経過を示します．節性ALCLと異なり，EMA陰性ALK陰性であり，染色体検査では節性ALCLで高頻度で認められるt(2;5)転座は皮膚ALCLではみられませんが，5年生存割合も約90％と予後良好な疾患群です．皮膚生検にてALCLと診断された場合，皮膚原発か全身性ALCL・ALK陰性型の皮膚浸潤かによって予後が異なり，治療方針も異なることから注意が必要です．

2）再発時・救援治療

　再発時や初回治療抵抗例における救援治療は，新規薬剤の単剤使用あるいは，従来の急速進行性（アグレッシブ）非ホジキンリンパ腫に対する救援多剤併用化学療法が選択されます．若年者などの適応症例においてはHDC/AHSCTも検討されます．

　現在，新規薬剤として，以下の4剤が日本で承認されています．

①モガムリズマブ：CCケモカイン受容体4（CCR4）は，CD4陽性CD25陽性制御性T細胞やTh2細胞に発現しているケモカイン受容体です．ATLLの約90％，PTCL-NOSの約40％がCCR4陽性といわれ，現在日本においてヒト化抗CCR4抗体であるモガムリズマブは初発・再発急速進行性（アグレッシブ）ATLLと再発・難治PTCLに保険適用されています．日本で行われた第Ⅱ相試験において，再発・難治PTCL症例への奏効割合は35％でした．

②ブレンツキシマブ ベドチン：CD30に特異的なモノクローナル抗体に抗チューブリン薬のモノメチルオーリスタチンE（monomethyl auristatin E：MMAE）を酵素切断可能なリンカーで結合させた抗体-薬物複合体です．HDC/AHSCT後の再発および治療抵抗性CD30陽性リンパ腫を対象とした第Ⅱ相試験が実施され，単剤での抗腫瘍効果が確認されました．現在日本において，再発・難治性でCD30陽性のホジキンリンパ腫およびALCLに保険適用されています．

③フォロデシン：ヒトT細胞の増殖に関与すると考えられているプリンヌクレオシドホスホリラーゼ（PNP）を阻害することにより，細胞内に，2-デオキシグアノシン三リン酸を蓄積し，アポトーシスに導くPNP阻害薬です．国内第Ⅱ相試験において，奏効割合は22.5％でした．

④プララトレキサート：葉酸拮抗薬メトトレキサートの類似化合物で，還元性葉酸キャリアに対し高い親和性をもつことより，癌細胞への取り込みや作用時間が改善され，細胞障害活性が向上した薬剤です．国内第Ⅱ相試験において，奏効割合は45％でした．

レベルアップのために

　PTCLに対する薬剤開発は活発であり，近年発売されたヒストン脱アセチル化酵素阻害薬であるロミデプシンや，抗CD52ヒト化モノクローナル抗体であるアレムツズマブ，日本では未発売ですが，ジフテリア毒素がインターロイキン2に結合したdenileukin diftitoxなどが期待されている薬剤です．
　ブレンツキシマブ ベドチンも，CD30陽性症例は他のPTCL病型でも認められることと，再発難治性患者での安全性と有効性が確認されたことより，現在未治療CD30陽性PTCL患者に対する初期治療導入への臨床試験が行われています．

まとめ

　B細胞リンパ腫ではリツキシマブの登場により予後が改善されたのに対し，PTCLは，不均一な疾患群であることや，まれな疾患であることより，大規模臨床試験を組みにくく，標準治療の確立は途上にあります．しかし，CD30やCCR4をターゲットとした分子標的薬も登場し，さらなる新薬開発も活発化していることより，今後の治療開発が注目されます．

文　献

1) Vose J et al：International peripheral T-cell and natural killer/T-cell lymphoma study：pathology findings and clinical outcomes. J Clin Oncol **26**：4124-4130, 2008
2) NCCN Clinical Practice Guideline in Oncology.〈www.nccn.org/professionals/physician-gls/default.aspx〉
3) 日本血液学会（編）：造血器腫瘍診療ガイドライン2013年版，金原出版，東京，2013

Ⅱ章　各論-B．治療方針—標準治療とその実際

セミナー 19

NK/T 細胞リンパ腫

セミナーの要点

- NK/T 細胞リンパ腫の治療は，他のリンパ腫とは大きく異なっている．
- 病変評価には PET，病勢評価には末梢血 EBV DNA 量が有用である．
- 基本治療方針は WHO 分類改訂第 4 版（2017 年）の公開前後で変更はない．
- 頸部リンパ節浸潤までの限局期の場合は RT-2/3DeVIC 療法，進行期の場合は SMILE 療法などの L-アスパラギナーゼを含む化学療法が勧められる．
- 臨床試験・治験への参加も重要な選択技である．

　NK/T 細胞リンパ腫は，正式には WHO 分類で節外性 NK/T 細胞リンパ腫・鼻型（extranodal NK/T-cell lymphoma, nasal type：ENKL）と呼ばれ，とくに治療が他のリンパ腫と大きく異なっています．このセミナーでは特徴ある ENKL の治療を学んでいきましょう．

a 臨床的特徴[1]

　ENKL は，日本など東アジアでは全悪性リンパ腫の 3〜10％，欧米諸国では 1％未満のまれなリンパ腫病型です．節外部位によく発症し，とくに鼻腔およびその周辺組織に好発します．次いで，皮膚，軟部組織，消化管，精巣によくみられます．二次性にリンパ節浸潤をきたす場合もあります．鼻腔あるいはその周辺に発生した場合，鼻閉，鼻出血が主な初発症状です．血球貪食症候群あるいは不明熱の基礎疾患としても知られています．

　ENKL の診断時年齢中央値は 40〜50 歳代であり，びまん性大細胞型 B 細胞リンパ腫（DLBCL）と比べて若い方に多く発症します．男性が約 65％で限局期患者が 2/3 以上を占めます．

　鼻腔（周辺）病変をもつ場合，病期Ⅲ［正確にはⅢE：鼻腔（周辺）病変と横隔膜より下方のリンパ節浸潤を認める］は極めてまれです（表1）．

　ENKL は DLBCL などと同様に routinely FDG-avid lymphoma であり，とくに鼻腔（周辺）発生の場合は，病変評価の際に PET（-CT）を行うことをお勧めします．鼻腔（周辺）外発生では陽性割合が少し低い場合があります．また，鼻腔（周辺）限局期で放射線治療を検討する場合には，鼻腔 MRI が病巣把握のために必要です．ENKL の病勢モニタリングには，末梢血 Epstein-Barr ウイルス（EBV）DNA 量が有用であることが知られています（➡ p137，ワンポイントレクチャー参照）．ENKL では 2016 年に新しい予後予測モデルが公表されています（➡ p137，レベルアップのために参照）．

表1 鼻腔（周辺）に発生する節外性 NK/T 細胞リンパ腫・鼻型（ENKL）の病期

病期	慣習的に用いられている定義
ⅠE	● 隣接した臓器への連続的病変（鼻腔，副鼻腔，鼻咽頭，口腔，眼窩）
ⅡE	● 原発部位 　＋頸部リンパ節病変（contiguous stage ⅡE） 　±横隔膜より頭側の他の病変 ● 原発部位 　＋頭頸部における離れた病変（ワルダイエル咽頭輪，中咽頭，下咽頭など）
ⅢE（まれ）	● 原発部位 　＋頸部リンパ節病変 　＋横隔膜下のリンパ節病変または脾病変
Ⅳ	● 原発部位 　（−頸部リンパ節病変） 　＋離れた遠隔病変 ● 肝または骨髄の病変

（既報告および研究者の意見をもとに筆者作成）

ワンポイントレクチャー

ENKLでは，患者末梢血中に EBV の DNA が検出され，その量が治療前予後予測，効果判定，病勢モニタリングに有用であることが複数の後方視的研究および日本での前方登録研究（Suzuki R, et al. Blood 2011）で示されています．この検査は現在日本で適応承認はありませんが，近い将来ルーチンに行えるようになるかもしれません．ちなみに，末梢血 EBV DNA は他の EBV 関連疾患でも検出されうることを知っておきましょう．

レベルアップのために

2016 年，アントラサイクリン系薬を含まない治療を受けた ENKL 患者の予後予測モデルとして，PINK（Prognostic Index for Natural Killer Cell Lymphoma）（Kim SJ, et al. Lancet Oncol 2016）が提唱されました．年齢＞60 歳，Ⅲ/Ⅳ期，遠隔リンパ節病変，non-nasal type の 4 つの予後因子数により，Low/Intermediate/High（0 個/1 個/2 個以上）の 3 つのリスクグループに分け，予後を予測するものです．治療前末梢血 EBV DNA 量の情報がある場合は，PINK の 4 因子に末梢血 EBV DNA 検出を加え，該当因子数により Low/Intermediate/High（0〜1 個/2 個/3 個以上）の 3 つのリスクグループに分けるモデル（PINK-E）が有用と報告しています．現在では，同じ研究グループが 2006 年に報告した NK-Lymphoma Prognostic Index（NK-PI あるいは Korean index；Lee J, et al. J Clin Oncol 2006）に替わり広く用いられています．

b　細胞遺伝学的所見

最もよく知られた染色体異常は del(6q) です．ENKL の場合，染色体所見が診断の決め手となることは，あまりありません．

Key Slide

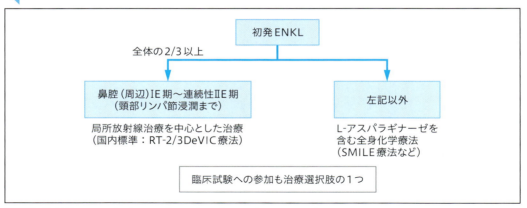

図1 節外性 NK/T 細胞リンパ腫・鼻型（ENKL）の初回治療方針

C 治療方針

WHO 分類改訂第 4 版（2017 年）では ENKL の疾患概念に変更はなく，基本治療方針は改訂前と同じです．ENKL の腫瘍細胞には多剤耐性（multidrug resistance：MDR）に関与する P 糖蛋白（➡ワンポイントレクチャー参照）が発現していることが知られており，リンパ腫に対する代表的化学療法である CHOP 療法の効果は不十分です．一方，鼻腔（周辺）に限局している場合，これからお話しする RT-2/3DeVIC 療法で 70％ほどの長期生存が期待できます．このため，ENKL の治療方針は，病変全体が RT-2/3DeVIC 療法の適応となるか否かで大きく分かれます（図1）．

> **ワンポイントレクチャー**
>
> P 糖蛋白は細胞膜にあり，ATP 依存性に主として自然界由来の基質を細胞外に排出します．ヒト正常リンパ球では NK 細胞 > T 細胞 > B 細胞の順に強く発現し，ENKL も P 糖蛋白を強く発現していることが知られています．ビンクリスチンとドキソルビシンは自然界由来の薬物であり，P 糖蛋白により細胞外に排出されることが，ENKL で CHOP 療法が効きにくい理由の 1 つと考えられています．

1）鼻腔（周辺）限局期 ENKL

a） 日本での推奨治療

限局期 ENKL での CHOP 療法の効果は不十分で，5 年生存割合は 50％未満です．ENKL では限局期例が多いことから，放射線治療（radiotherapy：RT）が旧来より行われており，病変部 RT 単独で 45％の 2 年全生存割合（OS）が得られることが 1990 年代に判明していました．

有効な治療の開発のため，2003～2006 年に初発限局期 ENKL を対象とした多施設共同第 I/II 相試験（JCOG0211-DI）[2] が日本で行われました．試験治療は RT-DeVIC 療法で，三重大学での少数患者での検討から，B 症状または高 LDH 血症を有する鼻腔（周辺）限局期 ENKL で有望と判断された，新しい同時併用化学放射線療法です．図2に RT-2/3DeVIC 療法を示します．

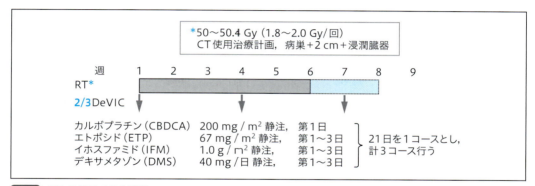

図2 RT-2/3DeVIC 療法

　JCOG0211-DI 試験の第Ⅰ相部分で，50 Gy の病変部 RT と安全に同時併用できるのは，原法どおりの DeVIC 療法ではなく，2/3DeVIC 療法であると判断されました（推奨投与量）．RT-2/3DeVIC 療法で治療された 27 人での完全奏効（CR）割合は 77％，奏効割合 81％，5 年 OS は 70％，5 年無増悪生存割合は 63％でした．有害事象に関しては，2/3DeVIC 療法で治療される限りは総じて軽度で管理可能でした．最も頻度の高い grade 3 の非血液毒性は放射線による粘膜炎（30％）でした．その後，国内 31 施設が参加した後方視的研究（NKEA Part A）の結果，日常診療でも臨床試験と同様の治療効果が得られていることが確認されました[3]．またこの研究は，限局期 ENKL で RT-2/3DeVIC 療法を行う場合，治療前 sIL-2R が強力な予後予測マーカーであることを指摘しています．

　以上より，少なくとも日本では RT-2/3DeVIC 療法が最も勧められます．治療を行う場合は『悪性リンパ腫治療マニュアル（改訂第 4 版）』[4]などの成書を参考にしてください．なお，RT-2/3DeVIC 療法の 5 年無増悪生存割合 63％は，限局期急速進行性（アグレッシブ）リンパ腫としてはまだ不十分であり，国外では他の種々の治療が行われていることから，臨床試験・治験への参加も重要な治療選択肢の 1 つです．

b） RT-2/3DeVIC 療法以外の治療法

　限局期 ENKL の治療開発は主に東アジアで行われています．韓国では，週 1 回のシスプラチン投与と病変部 RT の同時併用療法を先行させ，そのあとに DeVIC 類似化学療法を追加する治療法の開発が行われてきました．現在では，エトポシド，イホスファミド，デキサメタゾン，L-アスパラギナーゼからなる VIDL 療法を追加した，CCRT-VIDL 療法が主に行われています．

　中国では，病変部 RT 単独あるいはゲムシタビン併用化学療法と病変部 RT との逐次的治療法が積極的に開発されています．このうち，1,000 人を超える限局期患者を対象として行われた多施設共同後方視的研究では，年齢＞60 歳，performance status＞I，Ⅱ期，LDH＞施設正常上限，primary tumor invasiveness（PTI，隣接構造/臓器への浸潤あり）のいずれも該当しない場合は病変部 RT 単独で予後良好であり，推奨されると報告されました．実際には，日本の限局期 ENKL 患者の診断時年齢中央値が 58 歳と高いため[3]，国内限局期患者の半数程度が病変部 RT 単独では予後不良と判断されてしまいます．また，この中国の研究では PTI の中央判定がなく，画像診断の方法も CT，MRI，PET とさまざまでした．そのため，結果が検証されるまでは，国内では RT-2/3DeVIC 療法を行うことが勧められます．

表2 SMILE療法

薬剤	1日投与量	投与経路	投与日（day）
メトトレキサート（MTX）	2 g/m²	IV（6時間）	1
ホリナート	15 mg×4	IV or PO	2, 3, 4
イホスファミド（IFM）	1,500 mg/m²	IV	2, 3, 4
メスナ	300 mg/m²×3	IV	2, 3, 4
デキサメタゾン（steroid）	40 mg	IV or PO	2, 3, 4
エトポシド（ETP）	100 mg/m²	IV	2, 3, 4
L-アスパラギナーゼ（L-asp）	6,000 U/m²	IV	8, 10, 12, 14, 16, 18, 20
G-CSF製剤	適応承認量	SC or IV	6（WBC>5,000/mm³）

28日を1コースとし，計2コースを臨床試験のプロトコール治療とした．
IV：静注，PO：経口，SC：皮下注

c) RT-2/3DeVIC療法を行う際の注意点

本治療のよい適応は，1〜2の照射体積で治療可能な頸部リンパ節領域までの限局期ENKLです．鎖骨下以下に進展している場合は，進行期に準じた治療を選択します．次に，治療の鍵である病変部RTの開始が大きく遅れないようにしましょう．3つ目に，DeVIC療法は必ず2/3に減量しましょう．100% DeVICでも2/3DeVICでも治療成績は同じで[2,3]，100% DeVICでは強い骨髄抑制と重篤な感染症が生じることが判明しています[2]．

2）進行期，再発・難治ENKL

a) 基本治療方針

CHOP療法など既存の治療法による初発Ⅳ期ENKLでの奏効割合は35%，初回治療後再発・治療抵抗性ENKLでは10%未満であることが判明しています．一方，同種移植例の一部で長期寛解が得られていることから，有効な寛解導入療法が待望されていました．現在，この対象においてはL-アスパラギナーゼを含む化学療法が推奨されています．その中で最も勧められるのは，日本を含む東アジア多国間臨床試験で有効性が確認された多剤併用化学療法であるSMILE（デキサメタゾン，メトトレキサート，イホスファミド，L-アスパラギナーゼ，エトポシド）療法[5]です．これはL-アスパラギナーゼにEBV関連疾患で有効性を示すエトポシドと，MDR非関連薬を加え，これらの薬物動態を考慮して投与順序を工夫した化学療法レジメンです（表2）．

初発Ⅳ期，初回治療再発・難治ENKLを対象としたSMILE療法2コースの第Ⅱ相試験の結果，初発Ⅳ期を53%含む対象での奏効割合は79%，CR割合45%で，5年OSは47%でした[5]．最も頻度の高いgrade 3/4の非血液毒性は感染症で，骨髄抑制も強かったことから，治療の際にはこれらに注意する必要があります．

b) 日常診療での治療選択

SMILE療法は世界的によく知られた，ENKLで最もパワーのある治療法ですが，実際に行う場合にいくつか注意点があります．まず，治療前リンパ球数500/mm³未満の場合は重篤な感染症のリスクが高いため，実施を見送るべきです．次に，とくに第1コースday 10前後の血球減少時において，重篤な感染症の出現に注意する必要があります．3つ目に，G-CSFは規定どおりday 6から開始し，骨髄抑制期を過ぎWBC>5,000/mm³となるまで連日投与するようにしてください．

全身状態不良あるいは高齢のためSMILE療法の実施が困難な場合，L-アスパラギナーゼ単剤またはL-アスパラギナーゼを含むSMILE以外の化学療法が検討されます．具体的には，フランスで再発例を対象として開発されたAspaMetDex療法，中国で開発されたL-アスパラギナーゼ/ビンクリスチン/デキサメタゾン療法などがあります．後2者は日本での治療実績が乏しいですが，SMILE療法より治療強度が小さく，患者の状態によっては参考になるレジメンと思われます．さらに状態不良の場合は，エトポシド経口投与＋ステロイド，（減量）DeVIC療法が選択されることがあります．ちなみに中国で開発中のゲムシタビンを含む各種レジメンはまだ観察期間が短く，中国以外での客観的評価が必要と思われます．

　SMILE療法などにより奏効が得られた場合，可能であれば最良効果が得られた時点で何らかの移植療法を行うことが勧められます．ただし，どのような移植が最適かは今後の検討課題です．

まとめ

　ENKLの診断と治療方針は他のリンパ腫とまったく異なります．病変評価にはPET，病勢評価には末梢血EBV DNA量が有用です．限局期鼻腔（周辺）発生例ではRT-2/3DeVIC療法が，初発Ⅳ期，初回再発・難治例ではSMILE療法などのL-アスパラギナーゼを含む化学療法が勧められます．残念ながら，これらの新しい治療法によってもENKLの予後はまだ十分ではありません．新規治療薬の治験・臨床試験への参加も重要な治療選択肢であり，積極的に検討していただくようお願いし，セミナーを終わりにしたいと思います．

文献

1) 山口素子：NK/T細胞リンパ腫の新しい治療．臨血 51：1587-1594, 2010
2) Yamaguchi M et al：Phase I/II study of concurrent chemoradiotherapy for localized nasal NK/T-cell lymphoma：Japan Clinical Oncology Group Study JCOG0211. J Clin Oncol 27：5594-5600, 2009
3) Yamaguchi M et al：Treatments and outcomes of patients with extranodal natural killer/T-cell lymphoma diagnosed between 2000 and 2013：a cooperative study in Japan. J Clin Oncol 35：32-39, 2017
4) 山口素子ほか：RT-2/3DeVIC療法．悪性リンパ腫治療マニュアル（改訂第4版），飛内賢正ほか（編），南江堂，東京，p237-240, 2015
5) Yamaguchi M et al：Phase II study of SMILE chemotherapy for newly diagnosed stage IV, relapsed, or refractory extranodal natural killer（NK）/T-cell lymphoma, nasal type：the NK-Cell Tumor Study Group study. J Clin Oncol 29：4410-4416, 2011

II章　各論-B．治療方針―標準治療とその実際

セミナー 20

ホジキンリンパ腫

> **セミナーの要点**
> - 限局期ホジキンリンパ腫（HL）は，予後良好群と予後不良群に分けて治療方針を決定する．
> - 限局期 HL の標準治療は，ABVD 療法 4 コース後，領域放射線照射（IFRT）である．
> - 限局期予後良好 HL は，ABVD 療法 2 コース後 IFRT 20 Gy が新たな治療選択となりうる．
> - 進行期 HL の標準治療は，ABVD 療法 6 コースあるいは 8 コースである．
> - ブレンツキシマブ ベドチンやニボルマブなどが期待の新薬である．

　ホジキンリンパ腫（Hodgkin lymphoma：HL）は 1832 年 Thomas Hodgkin 医師により提唱された疾患です．HL は近年治癒可能な疾患となった代表選手ですので，治療による晩期毒性の低減について常に考えないといけない病型です．

a 臨床的特徴

　全リンパ腫の約 10％を占め，主に 20 歳代の若年者層と 55 歳以降の二層性のピークを認めます．初発症状は多くは無症候性，無痛性表在リンパ節腫大で，頸部，前縦隔，鎖骨上窩，腋窩リンパ節の腫大で発見されることが多く，鼠径部リンパ節腫大で受診することはまれです．結節硬化型では約 60％で縦隔病変を認めます．約 1/3 の患者で B 症状である原因不明の 38℃以上の発熱，過去 6 ヵ月以内の 10％以上の体重減少，盗汗（シーツを交換しなければならないような大量の寝汗）を認めますが，最近は健康診断などで早期に発見されることも多く，その頻度は減っています．また，約 10％に慢性的な皮膚瘙痒感を認めます．リンパ節に発症することが特徴で，連続性に進展します．節外臓器からの発症はまれですが，脾臓，肺，肝臓，骨髄などに浸潤を認めます．
　血液検査では特徴的な所見はありませんが，白血球増多，好酸球増多，貧血，赤沈亢進，細胞性免疫低下などを認めます．

b 細胞遺伝学的所見

　HL に特異的な染色体異常はありませんが，大型の Reed-Sternberg 細胞を反映し，しばしば 3 倍体，4 倍体となります．古典的 HL の大多数では，高感度 PCR 法により免疫グロブリン遺伝子の再構成が証明されています．単細胞レベルでの検討では Hodgkin/Reed-Sternberg

Key Slide

表1 限局期ホジキンリンパ腫の予後不良因子

NCCN Guidelines version 1. 2017

予後因子	GHSG	EORTC	NCCN
年齢		≧50歳	
赤血球沈降速度および全身症状	A症状>50 B症状>30	A症状>50 B症状>30	>50 あるいはB症状
縦隔腫瘤	MMR（腫瘤最大横径/内胸郭最大横径） >0.33	MTR（縦隔腫瘤最大径/内胸郭横径 Th5-6） >0.35	MMR>0.33
リンパ領域数	3ヵ所以上	4ヵ所以上	4ヵ所以上
節外浸潤	あり		
bulky腫瘤			>10 cm

GHSG：German Hodgkin's Study Group
EORTC：European Organisation for Research and Treatment of Cancer
NCCN：National Comprehensive Cancer Network

(HRS) 細胞において免疫グロブリン遺伝子再構成が確認され，その後の免疫グロブリン遺伝子の塩基配列検索などにより濾胞胚中心B細胞の腫瘍化した疾患と考えられています．しかし近年 HRS 細胞には免疫グロブリンのメッセージ発現がないことがわかり，その原因は免疫グロブリン遺伝子に関連する転写因子である OCT2 と BOB1 遺伝子のメチル化による異常であることが報告されています．

> **レベルアップのために**
>
> 古典的 HL では 9p24.1 領域のゲノム増幅が認められることがあり，JAK-STAT pathway が活性化され，その結果 programmed death (PD)-1 ligand の発現の上昇が誘導されリンパ腫細胞が増殖されることが知られています．そのため，免疫チェックポイント阻害薬である抗 PD-1 抗体は，PD-1 とそのリガンドである PD-L1 および PD-L2 との結合を阻害し，T 細胞の増殖，活性化および細胞傷害活性の増強などにより腫瘍の増殖を抑制し，古典的 HL への治療効果が期待されています．

C 治療方針

HL は Ann Arbor 病期分類（→セミナー7 表1参照）に基づき，病期ⅠおよびⅡ期の限局期，ⅢおよびⅣ期の進行期に分類し，限局期は予後良好群と予後不良群に分けて治療方針を決定します．本疾患は比較的若年者に多く，とくに限局期予後良好群では約 90％で長期生存を認めるため，晩期毒性を含めた治療関連毒性の低減を考慮しないといけません．

1) 限局期 HL の予後因子（表1）

限局期 HL は，予後良好群と予後不良群では治療戦略が異なるため，予後不良因子を検討することが大切です．表1 をみてわかるように，研究グループにより予後因子が少しずつ異なります．そのため，HL の臨床試験の論文を読むときには，どの研究グループによる報告かをき

ちんと理解することが大切です．たとえば，ドイツの研究グループ（German Hodgkin's Study Group：GHSG）の限局期予後良好群は病期ⅠおよびⅡ期で予後不良因子のない場合，限局期予後不良群は，①ⅠおよびⅡ期で巨大（bulky）縦隔病変，②節外病変，③赤沈亢進，④3ヵ所以上のリンパ節領域病変の4つの予後因子のうち1つでも当てはまる場合ですが，ⅡB期では巨大縦隔病変，節外病変があれば進行期となります．赤沈をルーチンで測定することが少なくなりましたが，HLの限局期では必ず測定し，予後因子を決定することが必要です．

> **ワンポイントレクチャー**
>
> **巨大縦隔病変の定義**
> 　胸部X線写真や胸部CT写真上での巨大縦隔病変の測定には縦隔腫瘤比（mediastinal mass ratio：MMR）が使われます．MMRとは「胸郭内の最大横径に対する腫瘤の最大幅の比」であり，MMRが0.33を超える場合を巨大縦隔病変と定義します．

2）初発限局期HLの治療

　限局期HLの標準治療は，ABVD（ドキソルビシン，ブレオマイシン，ビンブラスチン，ダカルバジン）療法4コース後に30 Gyの領域放射線照射（IFRT）を施行することであり，IFRTは病変リンパ節領域のみに対する照射のことを指しています．欧米では，先ほどの予後因子を用いて予後良好群と予後不良群に分けた層別化治療が行われています．

a）限局期予後良好HL

　GHSGは，予後不良因子を認めない病期ⅠおよびⅡ期に対して，ABVD療法2コースまたは4コースに引き続いて30 Gyあるいは20 GyのIFRTを施行する4群での無作為化比較第Ⅲ相試験を行いました（HD10試験）（図1）．この結果，5年全生存割合，治療成功割合は4群間で有意差は認められませんでしたが，ABVD療法4コース群，IFRT 30 Gy群で急性毒性の頻度が高かったため，毒性を考慮すると「ABVD療法2コースとそれに引き続くIFRT 20 Gy」が予後不良因子を認めない限局期予後良好HLに対する新たな治療選択になる可能性が示唆されました[1]．

　近年ABVD療法2コース施行後に中間PETを行い，治療コース数や放射線治療の必要性などを検討する臨床試験が行われており，その結果が待たれるところです．

b）限局期予後不良HL

　次に限局期予後不良HLの治療について考えてみたいと思います．GHSGは，予後不良因子を1つ以上有する限局期HLに対して化学療法後に施行する放射線治療として，IFRTと拡大放射線治療（extended field radiotherapy：EFRT）の有効性と安全性を検討しました．その結果，5年治療成功割合と全生存割合は両群で同程度でしたが，急性毒性（血小板減少，白血球減少，消化管毒性など）はEFRT群で高率に認められました．観察期間10年の時点で，有効性に関してはIFRTの非劣性と安全性が確認され，化学療法後の放射線治療はIFRTが推奨されるという結果になりました（HD8試験）．

　また，HD11試験では抗悪性腫瘍薬の増量と投与期間の短縮により治療成績を向上するために，GHSGが開発したBEACOPP（ブレオマイシン，エトポシド，ドキソルビシン，シクロホスファミド，ビンクリスチン，プロカルバジン，プレドニゾロン）療法4コースとABVD療法4コース，その後の放射線治療（IFRT 20 Gyと30 Gy）の4群の比較試験の結果では，

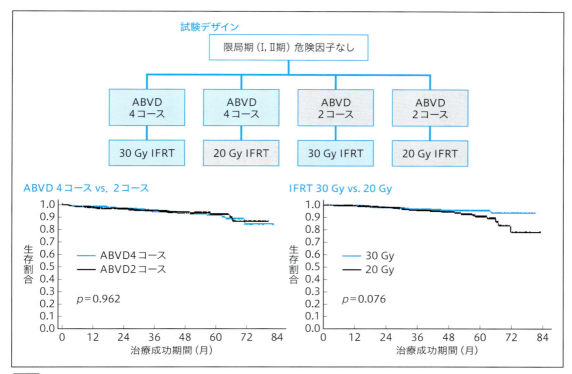

図1 限局期予後良好ホジキンリンパ腫（HD10 試験）
ABVD：ドキソルビシン，ブレオマイシン，ビンブラスチン，ダカルバジン
IFRT：領域放射線照射

（Engert A et al：N Engl J Med **363**：640-652, 2010 より引用）

ABVD 療法 4 コース後の 20 Gy IFRT 群では疾患コントロールが不良であり，急性毒性は BEACOPP 療法群で多かったことから，ABVD 療法 4 コース後 IFRT 30 Gy が標準治療と考えられています（図2）[2]．

3）初発進行期 HL の治療

　ABVD 療法がなぜ HL の標準治療なのかを考えたいと思います．1992 年に Cancer and Leukemia Group B（CALGB）により行われた進行期 HL に対する ABVD 療法，ABVD/MOPP 交替療法，MOPP 療法の 3 群間での大規模無作為化比較試験の結果，ABVD 療法あるいは ABVD/MOPP 交替療法が MOPP 療法に比べて治療成功割合が優れており，ABVD 療法が他の 2 つの治療法に比べて毒性が有意に少なかったため，ABVD 療法が標準治療として確立されました（図3）[3]．投与回数は 4 コースまでに完全奏効（CR）となった場合は 2 コース追加して 6 コースまで行い，6 コースまでに CR になった場合は 2 コース追加して 8 コースまで行います．しかし，ABVD 療法の 5 年全生存割合は 70〜80％ のため，治療成績の向上を目指した新しい治療レジメンの開発が行われています．その代表的なものとして，先ほども述べたように GHSG が開発した BEACOPP 療法があります．HD9 試験[4]では，COPP/ABVD 療法，標準量 BEACOPP 療法と増量 BEACOPP 療法の 3 群を比較し，増量 BEACOPP 療法で治療成功割合が有意に優れていましたが，急性毒性や二次性白血病の頻度が高いという結果になりました．そのため，毒性の軽減を目的とした HD12 試験が行われ，増量 BEACOPP 療法 8 コー

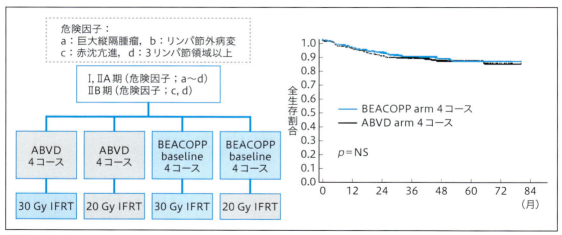

図2 限局期予後不良ホジキンリンパ腫（HD11試験）
ABVD：ドキソルビシン，ブレオマイシン，ビンブラスチン，ダカルバジン
BEACOPP：ブレオマイシン，エトポシド，ドキソルビシン，シクロホスファミド，ビンクリスチン，プロカルバジン，プレドニゾロン
IFRT：領域放射線照射

（Eich HT et al：J Clin Oncol 28：4199-4206, 2010 より引用）

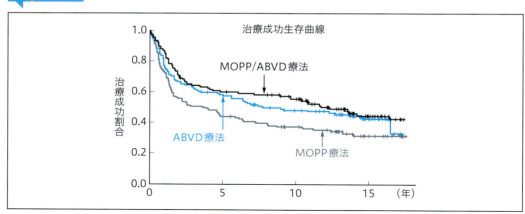

図3 進行期ホジキンリンパ腫に対する大規模無作為化比較試験
ABVD：ドキソルビシン，ブレオマイシン，ビンブラスチン，ダカルバジン
MOPP：mechlorethamine（日本未承認），ビンクリスチン，プロカルバジン，プレドニゾロン

（Canellos GP et al：N Engl J Med 327：1478-1484, 1992 より引用）

スと増量BEACOPP療法4コース＋標準量BEACOPP療法4コースが比較され，治療成績は両群で有意差を認めませんでしたが，増量BEACOPP療法4コース＋標準量BEACOPP療法4コースと治療強度を落としても毒性には変化を認めませんでした．次に中間PETを施行し残存病変には放射線治療を施行するHD15試験が行われ，PETガイド下に放射線治療を併用することを条件とした場合は増量BEACOPP療法6コースが推奨されました．しかし，HLは治癒可能な疾患であるため，二次性白血病などの晩期毒性のことを考えるとBEACOPP療法をすぐに日常臨床として行うことは推奨されず，まずは臨床試験として行うべきであると考

えます．

　また，ABVD療法2コース後の中間PET陰性群に対して，ABVD療法4コース追加群とブレオマイシンを除いたAVD療法追加群の間の5年生存期間に有意差が認められなかった（RATHL試験）ことから，中間PETを使用した晩期毒性を軽減する治療戦略の開発が期待されます．

4) 期待の新薬について
a) ブレンツキシマブ ベドチン
　ブレンツキシマブ ベドチン（BV）は，キメラ型抗CD30モノクローナル抗体にチューブリン阻害薬であるモノメチルアウリスタチンE（MMAE）を酵素切断可能なリンカーで結合させた抗体薬物複合体（antibody-drug conjugate：ADC）です．HLではHRS細胞にCD30が発現しており，これを標的とした治療薬です．BVは，細胞表面のCD30に結合し細胞内に取り込まれてリソソームに輸送され，リンカーが切断され細胞内にMMAEが放出されます．MMAEがチューブリンに結合し微小管形成を阻害することにより，細胞周期がG2/M期で停止しアポトーシスが誘導されると考えられています．現在は，自家造血幹細胞移植併用大量化学療法（HDC/AHSCT）が不成功であった，あるいはHDC/AHSCTの適応がない再発・難治性CD30陽性HLに対する治療効果が期待されています[5]．

b) 抗PD-1抗体
　ヒトPD-1に対するヒトIgG4モノクローナル抗体であるニボルマブは，再発・難治性古典的HLに適応がありHDC/AHSCT後あるいはBV投与後のHLに治療効果が期待されています．HDC/AHSCT後HLに対するニボルマブの第Ⅱ相試験（CheckMate205）では，奏効割合，奏効期間，安全性が良好であることが報告され，今後長期の追跡結果が期待されます．またペムブロリズマブはHDC/AHSCT後または無効で，かつBV無効または投与後に再発が認められた患者に対して奏効割合・完全奏効割合が良好であることが報告されています（KEYNOTE-087試験）．

> **レベルアップのために**
>
> 　ブレンツキシマブ ベドチン（BV）と化学療法の併用試験も行われています．初発進行期HLを対象とした，ABVD療法とBVを併用した第Ⅰ相試験では有効な治療成績が得られましたが，肺障害を高頻度に認めたため，その後の臨床試験ではABVD療法とBV＋AVD療法を比較する第Ⅲ相試験が行われ，現在その解析結果が待たれるところです．

まとめ

　HLは早期に適切な治療を行うことにより治癒可能な疾患であるため，長期生存者の二次癌や心血管疾患などの晩期毒性および妊孕性などの管理が大切となります．頻度の高い二次癌は肺癌と乳癌であり，治療後10年以上経過してから発生することが多いので，治療成績の向上のみならず，晩期毒性のモニタリングが重要です．

文 献

1) Engert A et al: Reduced treatment intensity in patients with early-stage Hodgkin's lymphoma. N Engl J Med **363**: 640-652, 2010
2) Eich HT et al: Intensified chemotherapy and dose-reduced involved-field radiotherapy in patients with early unfavorable Hodgkin's lymphoma: final analysis of the German Hodgkin Study Group HD11 trial. J Clin Oncol **28**: 4199-4206, 2010
3) Canellos GP et al: Chemotherapy of advanced Hodgkin's disease with MOPP, ABVD, or MOPP alternating with ABVD. N Engl J Med **327**: 1478-1484, 1992
4) Engert A et al: Escalated-dose BEACOPP in the treatment of patients with advanced-stage Hodgkin's lymphoma: 10 years of follow-up of the GHSG HD9 study. J Clin Oncol **27**: 4548-4554, 2009
5) Younes A et al: Results of a pivotal phase II study of brentuximab vedotin for patients with relapsed cr refractory Hodgkin's lymphoma. J Clin Oncol **30**: 2183-2189, 2012

索 引

数 字

5-point scale　49
7AAD　26
11q異常を伴うバーキット様リンパ腫　71, 74
^{90}Y-イブリツモマブ チウキセタン　115, 121

欧 文

A

ABVD療法　144
activated B-cell（ABC）　9, 66
adult T-cell leukaemia/lymphoma（ATLL）　85, 89, 105
aggressive NK cell leukaemia（ANKL）　95
ALK蛋白　131
*ALK*転座　84
anaplastic large cell lymphoma（ALCL）　83, 87, 131
──，ALK-negative　81
angioimmunoblastic T-cell lymphoma（AITL）　85, 87, 131
Ann Arbor分類　47, 48

B

B細胞リンパ腫マーカー　19
B症状　47, 142
B-cell lineage specific activator protein（BSAP）　101
BCL2　19, 66, 112
BCL6　85
BEACOPP療法　144
BNLI規準　113, 114
BOB1　103, 106
BR療法　114, 119
BRAF　9, 23, 41, 89
bulky mass　126
Burkitt-like lymphoma with 11q aberration　71, 74
Burkitt lymphoma（BL）　71

C

cCD3　94
CCND1（Cyclin D1）　19, 60
CCND2　60
CCND3　73
CCRT-VIDL療法　139
CD3　91
CD3ε　94
CD8　83, 85
CD10　85
CD30　83
CD45　25, 26
CD56　85, 91
CD160　20
CD200　20
centrocyte-like cell（CLL）　61
chromosome　31
classic Hodgkin lymphoma（CHL）　21, 99, 101, 102, 104
cMYC　20, 66
compensation　25, 27
cross lineage rearrangement　40
cumulative illness rating scale（CIRS）　127
CXCL13　85
Cyclin D1（*CCND1*）　19, 60

D

DcR3　20
diffuse follicular lymphoma　58
diffuse large B-cell lymphoma（DLBCL）　9, 64, 123
──，NOS　123
double expressor　9, 20, 64, 67, 76, 125
double expressor lymphoma（DPL）　77
double hit　9, 64, 76, 125
double hit lymphoma（DHL）　76, 77
duodenal-type follicular lymphoma　52, 58

E

EBI3　20
EBV陽性びまん性大細胞型B細胞リンパ腫・非特定型　104
endemic BL　72
enteropathy-associated T-cell lymphoma（EATL）　81, 96
epitheliotropic　85
Epstein-Barrウイルス（EBV）　40, 64, 82, 91, 104, 123
extended field radiotherapy（EFRT）　144
extranodal marginal zone lymphoma of mucosa-associated lymphoid tissue　60
extranodal NK/T-cell lymphoma, nasal type　91

F

FDG-PET/CT　48
FITC　25
fitness　129
FLIPI　111
FLIPI2　111
flow cytometry（FCM）　16, 23, 24
fluorescence *in situ* hybridization（FISH）　36
follicular colonization　62
follicular dendritic cell（FDC）　99
follicular lymphoma（FL）　35, 53, 54, 88, 110
Follicular Lymphoma International Prognostic Index（FLIPI）　111
follicular T-cell lymphoma　85
forward scatter gram（FSC）　25
FOXP3　85

G

G-Band法　31
GCET1　20
germinal centre B-cell（GCB）　9, 65
GELF規準　113, 114
geriatric assessment（GA）　127
granzyme B　83, 95
grey zone lymphoma　102
── with features intermediate between EBV$^+$DLBCL and EBV$^+$CHL　106

H

Hansのアルゴリズム（基準）　66, 124
hepatosplenic T-cell lymphoma　83
high-dose chemotherapy with autologous hematopoietic stem

索引

cell transplantation（HDC/AHSCT） 118, 127, 133, 147
high-grade B-cell lymphoma 20, 76
――, NOS 71, 77
high-grade B-cell lymphoma with *MYC* and *BCL2* and/or *BCL6* rearrangements 76, 125
Hodgkin lymphoma（HL） 70, 98, 142
Hodgkin/Reed-Sternberg（HRS）細胞 83, 101, 142
HTLV1 ウイルス 90

I
ICOS 85
ID3 71, 73
IDH2 85
immunoblastic variant 78
indolent T-cell lymphoproliferative disorder of the gastrointestinal tract 91
in situ follicular neoplasia 58
in situ hybridization（ISH） 23, 93
in situ mantle cell neoplasia 60
involved field radiotherapy（IFRT） 125, 144
IRF4 再構成を伴う大細胞型 B 細胞リンパ腫 52, 58, 68

J
JAK-STAT 経路 84

L
L-アスパラギナーゼ 140
large B-cell lymphoma with *IRF4* rearrangement 52, 58, 68
leukaemic non-nodal mantle cell lymphoma 52
LLT1 20
low-grade lymphoma 53
Lugano 分類 47, 48, 125
lymphocyte predominant（LP）細胞 99, 100
lymphoepithelial lesion（LEL） 62
lymphoglandular bodies 43
lymphomatoid gastropathy/NK-cell enteropathy（NKE） 96
lymphomatoid papulosis 87
lymphomatous granulomatosis 92

M
m7-FLIPI 112
mainline（ml） 33
MALT リンパ腫 60
mantle cell lymphoma（MCL） 52, 58, 117, 120
Mantle Cell Lymphoma International Prognostic Index（MIPI） 121
mediastinal mass ratio（MMR） 144
mixed-cellularity（MC） 101
monoclonal antibody（MoAb） 24
monoclonal B-cell lymphocytosis（MBL） 8, 53
monocytoid cell 61
monomorphic epitheliotropic intestinal T-cell lymphoma 81
Multicolor analysis 29
MYC および *BCL2* と *BCL6* の両方か一方の再構成を伴う高悪性度 B 細胞リンパ腫 76, 125
mycosis fungoides 89
MYD88 9, 23, 41, 69, 89

N
next-generation sequencing（NGS） 7
NK 細胞性腸管症（NKE） 96
NK/T 細胞リンパ腫 91, 136
nodular lymphocyte predominant Hodgkin lymphoma（NLPHL） 70, 99
nodular sclerosis（NS） 101

O
OCT2 103, 106

P
P 糖蛋白 138
paediatric-type follicular lymphoma 52
Pathology & Genetics 7
PAX5 103, 106
PCR 法 39
PD1 85
PE 25
PerCP（PC5/PE-CY5） 25
perforin 83, 95
peripheral T-cell lymphoma（PTCL） 81, 131

――, NOS 81, 131
PET 50
PI3K 経路 74
PINK（Prognostic Index for Natural Killer Cell Lymphoma） 137
polymorphic reticulosis 91
primary cutaneous CD30-positive T-cell lymphoproliferative disorders 84, 87
primary cutaneous follicule centre lymphoma 52
primary mediastinal（thymic）large B-cell lymphoma（PMBL） 102
progressive transformation of germinal center（PTGC） 100

R
R-CHOP 療法 114, 118
R-CVP 療法 114
reactive lymphoid hyperplasia（RLH） 44
rhinitis necroticans 91
RHOA 41, 81, 89
RT-2/3DeVIC 療法 139

S
sCD3 94
sideline（sdl） 33
side scatter gram（SSC） 25
sIL-2R 139
single hit lymphoma（SHL） 76, 77
SMILE 療法 140
somatic hypermutation 40
SOX11 60
spectral karyotyping（SKY）法 36
sporadic BL 72
starry-sky appearance 72, 78
Stathmin/OP18 20
stemline（sl） 33
subcutaneous panniculitis-like T-cell lymphoma 83
Survivin 20

T
t(5;9) 転座 85
T 細胞抗原陽性ホジキンリンパ腫 106
T 細胞受容体（TCR） 34
T 細胞/組織球豊富型大細胞型 B 細胞リンパ腫（THRBCL） 70, 99,

― 150 ―

索 引

100
T 細胞リンパ腫　81, 131
T 濾胞ヘルパー細胞（TFH）　20, 81, 82, 84
T-cell/histiocyte-rich large B-cell lymphoma（THRBCL）　70, 99, 100
TCF3　71, 73
testicular follicular lymphoma　52, 58
TET2　41
T follicular helper cell（TFH）　20, 81, 82, 84
TIA1　83, 95
tingible body macrophage　45, 54

V
VR-CAP 療法　119

W
watch and wait（W&W）　113
WHO 分類改訂第 4 版（2017 年）の変更点　2

和　文

あ
アグレッシブ　☞急速進行性
アズール顆粒　46, 93

い
胃腸管緩徐進行性（インドレント）T 細胞リンパ増殖異常症　91
遺伝子再構成　37
遺伝子変異　41
インドレント　☞緩徐進行性

え
壊死性鼻炎　91

か
拡大放射線治療（EFRT）　144
活性化 B 細胞（ABC）型　9, 65
緩徐進行性（インドレント）マントル細胞リンパ腫（MCL）　120
肝脾 T 細胞リンパ腫　83

き
キメラ蛋白産生型　32, 35
急速進行性（アグレッシブ）B 細胞リンパ腫　76
急速進行性（アグレッシブ）NK 細胞白血病（ANKL）　95
急速進行性（アグレッシブ）リンパ腫　123
巨大縦隔病変　144
菌状息肉症　89

く
クラドリビン　115

け
軽鎖制限　27, 29
血管免疫芽球性 T 細胞リンパ腫（AITL）　85, 87, 131
血管免疫芽球性リンパ腫　81
結節硬化型古典的ホジキンリンパ腫（CHL-NS）　102
結節性リンパ球優位型ホジキンリンパ腫（NLPHL）　70, 99
限局期ホジキンリンパ腫　143, 144
検体の処理　16
原発性縦隔（胸腺）大細胞型 B 細胞リンパ腫（PMBL）　102
原発性皮膚 CD30 陽性 T 細胞リンパ増殖異常症　84, 87
原発性皮膚未分化大細胞型リンパ腫（cALCL）　134
原発性皮膚濾胞中心リンパ腫　52

こ
高悪性度 B 細胞リンパ腫　20, 76
──・非特定型　71, 77
高血管内皮静脈　87
高腫瘍量　113
高齢者機能評価（GA）　127
高齢者のフィットネス　129
骨髄浸潤　29
古典的ホジキンリンパ腫（CHL）　21, 99, 101, 102, 104
混合細胞型古典的ホジキンリンパ腫（CHL-MC）　104

さ
サイトグラム　25, 27
細胞傷害性 T 細胞　82, 83
サザンブロット法　38

し
自家造血幹細胞移植併用大量化学療法（自家移植）（HDC/AHSCT）　118, 127, 133, 147
次世代シーケンシング　7
疾患単位　2, 6
縦隔腫瘤比（MMR）　144
十二指腸型濾胞性リンパ腫　52, 58
腫瘍細胞の性状　18
小児型濾胞性リンパ腫　52, 58

せ
制御性 T 細胞　85
生検リンパ節　16
成熟 B 細胞腫瘍　9
成熟 T および NK 細胞腫瘍　10
成人 T 細胞白血病/リンパ腫（ATLL）　85, 89, 105
精巣原発びまん性大細胞型 B 細胞リンパ腫（DLBCL）　129
精巣濾胞性リンパ腫　52, 58
節外性 NK/T 細胞リンパ腫・鼻型　91, 136
セリアック病　83
染色体検査　30
染色体転座　33
前方散乱光　25

そ
側方（90 度）散乱光　25
組織学的形質転換　110
組織生検　14

た
対応する正常細胞　18
大細胞型リンパ腫　124
多型細網症　91
脱制御型転座　32
ダブルエクスプレッサー　9, 20, 64, 67, 76, 125
ダブルヒット　9, 64, 76, 125
単クローン性 B 細胞リンパ球増加症（MBL）　8, 53
単形性上皮向性腸 T 細胞リンパ腫　81, 83, 85

ち
中枢神経原発びまん性大細胞型 B 細胞リンパ腫（DLBCL）　129
腸症関連 T 細胞リンパ腫　81, 83, 96

索引

て
低悪性度B細胞リンパ腫　18, 52, 110, 118
低悪性度リンパ腫　44, 53
低腫瘍量　113
転移癌　43

と
ドットブロット　26

に
二重癌　88
ニボルマブ　147

ね
粘膜関連リンパ組織節外性辺縁帯リンパ腫　60

は
背景細胞　18
胚中心　88
胚中心B細胞（GCB）型　9, 65
胚中心限局型濾胞性腫瘍症　52, 58
バーキットリンパ腫（BL）　71
白血病性非節性マントル細胞リンパ腫　52, 60
馬蹄形　87
反応性リンパ過形成（RLH）　44
反応性濾胞過形成　54

ひ
皮下脂肪織炎様T細胞リンパ腫　83
微小残存病変　29
ヒストグラム　27
ヒト染色体　31
びまん性大細胞型B細胞リンパ腫（DLBCL）　9, 64, 123
　——・非特定型（DLBCL-NOS）　123
びまん性大細胞型B細胞リンパ腫と古典的ホジキンリンパ腫の中間的特徴を伴うB細胞リンパ腫・分類不能型　102
びまん性大細胞型リンパ腫　62

びまん性濾胞性リンパ腫　58
病期診断　47
表面CD3　91
病理診断　14

ふ
フィットネス　128
フォロデシン　134
ブララトレキサート　134
フルダラビン　115
ブレンツキシマブ ベドチン　134, 147
フローサイトメトリー（FCM）　16, 23, 24

へ
ペムブロリズマブ　147
ベンダムスチン　115, 118

ほ
ホジキンリンパ腫（HL）　70, 98, 142
星空像　72, 78
ポップコーン細胞　99
ポートリエの微小膿瘍　89
ホルマリン固定パラフィン包埋（FFPE）　83, 124

ま
末梢血EBV DNA　136, 137
末梢性T細胞リンパ腫（PTCL）　81, 131
　——・非特定型（PTCL-NOS）　81, 131
慢性リンパ球性白血病/小リンパ球性リンパ腫　53
マントル細胞リンパ腫（MCL）　52, 58, 117, 120
　——，予後予測因子　121
マントル帯限局型マントル細胞腫瘍症　53, 60

み
ミエロペルオキシダーゼ（MPO）　27

未分化大細胞型リンパ腫（ALCL）　83, 87, 131
　——・ALK陰性型　81, 84
　——・ALK陽性型　84

め
免疫芽球バリアント　78
免疫（組織）染色　18, 23
免疫不全関連BL　72

も
モガムリズマブ　134
モノクローナル抗体（MoAb）　24

ゆ
融合（キメラ）蛋白産生型　32, 35
有毛細胞白血病　53, 88

り
リツキシマブ維持療法　118
領域放射線照射（IFRT）　125, 144
リンパ芽球性白血病/リンパ腫　81
リンパ球豊富型古典的ホジキンリンパ腫　100
リンパ球様肉芽腫症　91
リンパ形質細胞性リンパ腫　53, 88
リンパ腫様胃腸症　96
リンパ腫様丘疹症　87
リンパ上皮性病変（LEL）　62
リンパ節スタンプ標本　43

る
累積疾患評価尺度（CIRS）　127

ろ
老人性EBV関連リンパ増殖異常症　104
濾胞T細胞リンパ腫　85
濾胞樹状細胞（FDC）　99
濾胞性リンパ腫（FL）　35, 53, 54, 88, 110

リンパ腫セミナー ―基本から学べる WHO 分類改訂第 4 版（2017 年）

2018 年 10 月 25 日　第 1 刷発行	編集者　日本リンパ網内系学会
2020 年 1 月 20 日　第 2 刷発行	発行者　小立鉦彦
	発行所　株式会社　南 江 堂
	〒113-8410　東京都文京区本郷三丁目 42 番 6 号
	☎（出版）03-3811-7236　（営業）03-3811-7239
	ホームページ　https://www.nankodo.co.jp/
	印刷・製本　真興社
	装丁　坂田佐武郎（Neki inc.）

Lymphoma Seminar：For your understanding from the basis of WHO Classification of Tumours, revised 4th edition
Ⓒ The Japanese Society for Lymphoreticular Tissue Research, 2018

定価は表紙に表示してあります。　　　　　　　　　　　　　　　Printed and Bound in Japan
落丁・乱丁の場合はお取り替えいたします。　　　　　　　　　　 ISBN978-4-524-25488-0
ご意見・お問い合わせはホームページまでお寄せください。

本書の無断複写を禁じます．

JCOPY 〈出版者著作権管理機構　委託出版物〉

本書の無断複写は，著作権法上での例外を除き，禁じられています．複写される場合は，そのつど事前に，出版者著作権管理機構（TEL 03-5244-5088，FAX 03-5244-5089，e-mail: info@jcopy.or.jp）の許諾を得てください．

本書をスキャン，デジタルデータ化するなどの複製を無許諾で行う行為は，著作権法上での限られた例外（「私的使用のための複製」など）を除き禁じられています．大学，病院，企業などにおいて，内部的に業務上使用する目的で上記の行為を行うことは私的使用には該当せず違法です．また私的使用のためであっても，代行業者等の第三者に依頼して上記の行為を行うことは違法です．

レベルアップのための リンパ腫セミナー

編集：日本リンパ網内系学会教育委員会
編集責任者　新津 望　飛内 賢正

リンパ腫の教育セミナーの内容を中心に，リンパ腫診療の重要事項がぎっしり詰まった一冊．

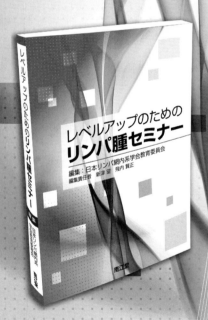

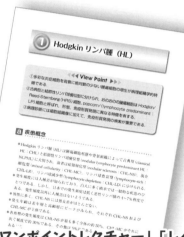

「ワンポイントレクチャー」「レベルアップのために」などのコラムのほか，主要項目には"case study"を掲載し，リンパ腫診療を習熟するための工夫が凝らされている．

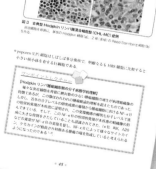

A5判・268頁　2014.7.
定価（本体 6,500 円+税）
ISBN978-4-524-26543-5